Reflexología FACIAL

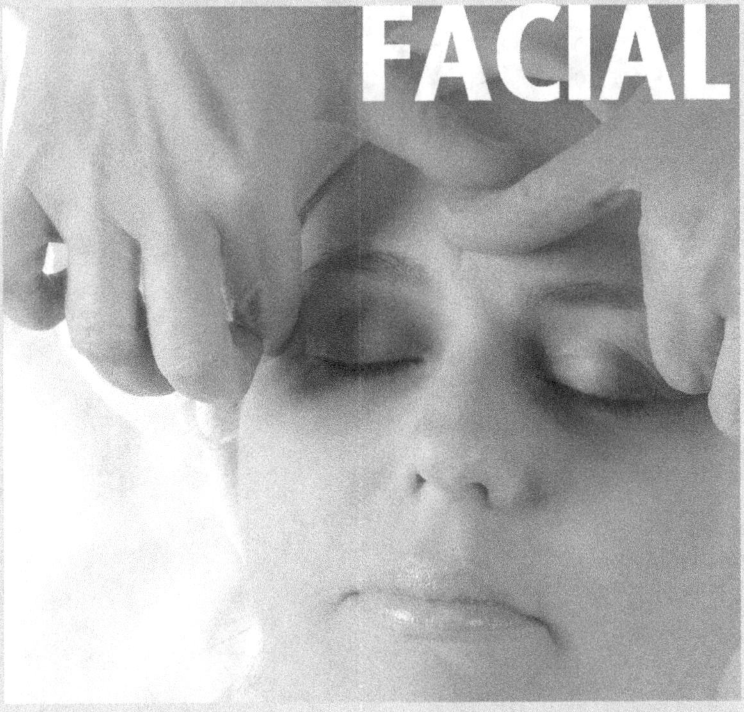

Nora Marrapodi

Marrapodi, Nora
    Reflexología facial : un método efectivo para tratar trastornos digestivos,
circulatorios y neurológicos - 1a ed. - Buenos Aires : Dos Tintas , 2008.

    1. Medicinas Alternativas. 2. Reflexología. I. Título
    CDD 615.882

Agradecimientos

A mi hija, Bettina, por tu apoyo, por tus correcciones tan acertadas, gracias por haber creído siempre en mí, y por todo el amor que me brindás.

A mis nietas Nahir y Milena, que son el sol de mi vida.

A mi yerno, por estar siempre presente en las buenas y en las malas, y por todo tu cariño.

A Oscar, por aceptarme como soy, y estar presente siempre.

Gracias a Rosa por creer en mí.

A Javier, por sentir que era capaz de lograr este libro.

A Laura, por ser incondicional, y tan importante en mi vida.

A Noemí, por haberme hecho conocer la reflexología

A Alicia López Blanco, por haberme enseñado a amar la reflexología

A Roberto, porque me enseñó a amar la anatomía.

A mis sobrinos, Mónica, Claudio, Beto, Sergio, Marcela y Silvina que los amo tanto. A mis hermanas que son parte mía.

Gracias a mis amigos del alma, esos del corazón que son hermanos que uno elige en la vida, gracias por toda la compañía y el afecto que me brindaron siempre.

A mis clientes y alumnos, por depositar su confianza en mí.

Y por último, mi agradecimiento eterno, a lo que no están fisicamente, esos amores que aún permanecen a mi lado, en el recuerdo de momentos maravillosos vividos juntos, cuando compartimos el camino.

A mis padres, que con amor me dieron lecciones de vida y me enseñaron a ser una persona de bien.

Gracias a la vida, a Dios por todo lo que me dio.

Nora Marrapodi
Reflexóloga Holística

Introducción

Introducción

Historia de la Estética

La palabra cosmética deriva del griego *Kosmetikos*, que significa adornar. Su función es aumentar la belleza o resaltar los rasgos más sobresalientes de un rostro; desde el punto de vista de la medicina, se trata especialmente de la limpieza y belleza de la piel.

Ya la mujer de la época paleolítica utilizaba la grasa de los animales cazados, para pasarla por su piel; desde 5000 años antes de nuestra era, se encontraron en tumbas de reinas, utensilios que se utilizaban para embellecerse.

Es en Babilonia donde la ciencia de los aromas (perfumes y esencias aromáticas) tiene su mayor florecimiento. La civilización egipcia dio gran importancia a la belleza, y eran los médicos quienes se dedicaban a estudiar sobre la estética y los maquillajes; los Romanos también dieron gran importancia a este estudio. Son famosos los baños de belleza de la Emperatriz Popea, que se sumergía en leche de burra, (esposa del emperador Nerón, murió a causa de una patada en el vientre que le dio su marido estando embarazada). A Nefertiti (su nombre significa "la belleza ha llegado") se la consideraba la mayor beldad humana del viejo Egipto y a Cleopatra, la última reina del Antiguo Egipto, se le ha atribuido una belleza excepcional; se sabe que era muy inteligente y tenía una gran facilidad para aprender idiomas. Consideradas las reinas más hermosas, y famosas de la antigüedad, tenían muy en cuenta las pelucas, los baños de leche, remarcaban sus ojos en negro, se teñían el cabello, se pintaban los labios, remarcaban las mejillas y con productos extraídos de plantas y arbustos. En el antiguo testamento encontramos en Jeremías - Ezequiel - claras referencias a los cosméticos usados por los israelitas, (fundamentalmente se habla del incienso, la miel y los perfumes a base de incienso).

En el Imperio Romano, se maquillaban, peinaban y depilaban por igual hombres y mujeres. Los romanos dedicaban especial atención al cuidado de los tocados que hacían con perlas y flores. Y en Roma, se construyeron los conocidos Baños de Caracalla con capacidad para 1600 bañistas. Sólo en el siglo IV en Roma había más de 900 establecimientos de baños termales. Las condiciones sanitarias y de salud pública en Roma en el año 300 d.C. eran más avanzadas que a medianos del siglo XIX. El sistema de drenaje, la mayor cloaca, comenzó a construirse en el siglo VI a.C. y funcionó como una moderna planta de desagüe. Como la higiene depende de un adecuado suministro de agua, ya a principios del 312 a.C. el primer acueducto romano llevaba agua pura a la ciudad.

Puede decirse que en Grecia fue la civilización de la belleza, ya que era muy importante para los griegos mantenerse y ser bellos.

Durante la Edad Media las grandes epidemias y numerosas guerras, trajo como consecuencia un estancamiento en el progreso de los cosméticos. Los nobles de la Edad Media eran muy cuidadosos en su higiene personal, y los baños eran una costumbre diaria; pero, con los años se olvidó esta costumbre, y aparecieron los perfumes de fuerte fragancia que remplazaron el baño.

Ya en el Renacimiento la estética toma de nuevo impulso; la belleza lo abarca todo y la mujer será protagonista de esta historia.

Entre los hallazgos más antiguos, donde hace referencia sobre al interés femenino por la belleza, encontramos un grabado en las cercanías de Oslo, que reproduce la figura de una mujer cubriendo su cuerpo con grasa de reno; y en la costa francesa encontramos la Venus de Grimaldi.

Italia se convertirá en el centro europeo de la elegancia y todo lo que salga de ella se convertirá en moda en toda Europa.

En 1573 se publicó en Francia el libro "Instrucciones para las Damas Jóvenes" y en el siglo XVI Catalina de Médicis se dedicó a la fabricación de ungüentos y cremas, y cuando se convirtió en reina de Francia, llevó con ella a los mejores especialistas en perfumes de Italia.

En Oriente, tener el cabello brillante, voluminoso y negro era una costumbre en Japón y China. En esta última, existían también, la variedad de polvos; y en India flores, kohol y los polvos de azafrán.

Este ha sido un breve repaso por la historia de la belleza en el mundo.

Ser terapeuta

¿Qué es un terapeuta?

En la antigüedad los terapeutas eran miembros de una secta judeo cristiana que, haciendo votos de servicio consagraban su vida a atender a los enfermos en los leprosarios.

La función del terapeuta significa, desde su origen, el acompañamiento al que sufre, al enfermo.

Un o una terapeuta, es aquella persona, que en su terapia, ofrece apoyo.

El terapeuta es un ser humano, y como tal, posee limitaciones que debe reconocer en la terapia y saber hasta donde puede llegar con el paciente. Un terapeuta responsable deriva a la terapia correspondiente cuando se da cuenta que no puede ayudar, es decir que, ante todo, debe obrar con amor, anteponer la solidaridad y la compasión, antes que cualquier beneficio material.

Jesús dijo "ama a tu prójimo, como a tí mismo".

Ama a las personas que te rodean como a tí mismo, procede con ellas como te gustaría que lo hicieran contigo; esto es la habilidad de tomar una segunda posición, ser capaz de ponerte en el modelo del mundo de otra persona y valorarlo como si fuera tuyo.

Hay un punto muy importante: la armonía interior. Si tengo muchos conflictos, si no me amo lo suficiente, si me maltrato con comentarios a mi misma de odio y resentimiento, seguramente trataré a mi prójimo, como me trato a mi mismo, con odio, con critica, con censura. Para ser un buen terapeuta tengo que buscar ante todo el equilibrio en mi interior; si no soy capaz de entender mi propio mundo, difícilmente podré entender y respetar el mundo de otra persona.

Jesús de Nazareth, quiso mostrar a los hombres como comenzar a amarse a si mismos, y amar a Dios, y se encontró con seres que maltrataban a sus hermanos, y mas aún si no compartían sus mismas ideas, porque no sabían, y todavía no sabemos, buscar dentro de nosotros mismos, e intentar llegar a Dios a través del amor y no del odio. Todos los días en nuestro mundo encontramos hermanos crucificados; cuando se pone una bomba y mueren cientos de inocentes, cuando no se controla la inseguridad de cada día, cuando una niña es violada y asesinada, o un niño es golpeado brutalmente hasta provocarle la muerte, por venganza, por dinero, porque si, son hermanos crucificados, y los otros, los que provocan estas muertes, tienen un desequilibrio tan grande, que pretenden destruir todo a su paso, sin importar "como", cuando un mandatario envía a la guerra, lo hace valiéndose del odio que se tiene a sí mismo, haciendo creer que es una verdad, convenciendo a miles de que esa es la solución, y esos miles se dejan convencer, por comodidad o por miedo.

Ser terapeuta en cualquier especialidad es una gran responsabilidad, por eso debemos primero amarnos bien, ¿Qué es amarse bien? Saber perdonarnos, modificar actitudes que nos dañan, pensar seriamente cada concepto que manifestamos, conocer primero la compasión en nosotros mismos. Únicamente así, con una gran autocrítica, podemos acompañar a otro ser en su camino, escucharlo, entenderlo y de esta forma encarar el tratamiento de la mejor manera posible.

No es lo que yo quiero sino lo que el paciente/cliente viene a buscar; tal vez lo único que necesita es que se le preste atención, que sienta que hay alguien que lo entiende, que no lo critica, que no lo censura, que sabe ponerse en su piel. Porque no se trata de que estemos de acuerdo con la forma de vivir del otro, sino, simplemente de entender que el otro tiene otra forma de vivir, otra forma de ser, ni mejor ni peor que la nuestra...

La relación terapeuta - paciente es fundamental en el éxito o fracaso de un tratamiento, muchos se manejan intuitivamente, pero otros aprenden a hacerlo con el tiempo y con el respeto que sienten por su actividad.

Preguntas a realizarse a sí mismo.

- Que siento con este paciente
- Que me provoca en mi interior (rabia, rencor, resentimiento)

Si existe algo de esto, derivarlo inmediatamente a un colega, y ser sincero con uno mismo ("no estoy en condiciones de ayudarlo"). Esta es una hermosa manera de ayudar al otro: saber cuando puedo y cuando no.

Masaje venusiano

Masaje venusiano

¿Por qué masaje venusiano?

Porque Venus nos remonta al Amor, el nombre Venus deriva de la diosa Romana del amor. Y todo lo que es llegar al otro, estar en contacto con el otro, con su piel, no deberíamos hacerlo de otra manera que con sentimientos muy profundos, si no, no deja de ser una técnica, y sólo como técnica no se consigue el mismo resultado.

Cuando yo toco a un amigo/a en un abrazo, en una caricia, para acompañarlo, debo poner sentimiento, comprender, acercarme al otro para que pueda apreciar el sentimiento de empatia o compasión que lo inspira, y si está en un momento de felicidad, acompañarlo de la misma manera, sintiendo la alegría que produce en mí su propia felicidad, y de esa manera, esa caricia va a decir más que mil palabras; pero si lo hago por compromiso, por quedar bien, al otro no lo va a reconfortar, ni tampoco lo va a sentir como que somos uno en su felicidad. En el masaje venusiano ocurre lo mismo, debemos poner toda nuestra intención en las maniobras, y nuestra intención debe ser el mejoramiento de nuestro cliente, tanto en su aspecto estético como en el emocional. Debemos poner mucho más que técnica en este masaje.

Este masaje abarca una serie de maniobras que no sólo van a mejorar el estado emocional del paciente/cliente, sino también, la textura de la piel, la tensión del rostro y en consecuencia, va a mejorar las líneas de expresión del rostro, y la apariencia va a ser de rejuvenecimiento. Vamos a tener mayor claridad mental, podremos pensar mejor sobre lo que nos sucede en nuestra vida. Esto se debe a que nuestro estado emocional encontró, junto con nuestro sistema nervioso, un equilibrio a través de esta técnica. En definitiva, nuestro mundo interior se refleja en nuestro aspecto exterior, y el aspecto exterior habla de cómo estamos interiormente. Cuando buscamos una mejoría en nuestro aspecto debemos siempre acompañarlo de una profunda meditación interior y en esto nos ayuda el masaje, a encontrarnos con nosotros mismos.

EFECTOS

Se utiliza para problemas de nerviosismo, sinusitis, alergias, dolores de cabeza, úlceras, gastritis, constipación, insomnio, falta de concentración, memoria, bruxismo, zumbidos de oídos y eliminación de arrugas, entre otras efecciones.

CONSIDERACIONES GENERALES

La sesión puede durar 45 minutos. No es un tratamiento acelerado, sino muy lento, de lo contrario en lugar de relajar, alteramos a nuestro paciente. Es un verdadero tratamiento de lifting.

LIMPIEZA

La piel debe estar perfectamente limpia y utilizar productos que la beneficien.

FRECUENCIA

Debe llevar por lo menos 12 sesiones, aunque el resultado lo podamos ver mucho antes.

Lo ideal es un tratamiento de 2 veces por semana, en el comienzo y luego, una vez por semana.

Conviene hacer un mantenimiento de 1 sesión cada mes.

Cuando el terapeuta está suficientemente entrenado, puede trabajar pacientes con patologías; la frecuencia, es de acuerdo al problema que presenta.

REACCIONES DURANTE LAS SESIONES

Se moviliza sobre todo la parte emocional del paciente, y puede ocurrir que llore, se angustie. El trabajo en el rostro moviliza todo el sistema nervioso y produce un desbloqueo de las zonas mas afectadas; estas tensiones de años, que producen estado de angustia y llanto, no es negativo, al contrario, es positivo, ya que al desbloquear esta tensión, produce un avance en el camino de sanación interior. Durante el tratamiento puede ocurrir que comience a soñar mucho más, otra forma de desbloquear emociones.

CONDICIONES PARA UNA BUENA RELAJACIÓN

Cuando se lleva a cabo una sesión de relajación, los resultados pueden verse casi inmediatamente, pero la eficacia de estos tratamientos va acompañada de algunas reglas muy simples.

LUGAR

Debe ser un lugar que entre paciente y paciente se pueda ventilar perfectamente, para erradicar olores extraños, y evitar el aire viciado o contaminado. Es ideal un ambiente bien aromatizado, con esencias a base de incienso, lavanda o sándalo, que trasmita una estado de paz y tranquilidad. Este lugar puede ser una habitación, dedicada a este tipo de prácticas; un lugar reservado al afecto, a la transmisión de amor, un lugar relajante y tranquilo, con pocos ruidos.

TEMPERATURA

La temperatura debe regularse de manera que produzca reposo; no debemos olvidar que en el transcurso del tratamiento el paciente baja su temperatura corporal, ya que al relajarse el cuerpo comienza a enfriarse. Por este motivo, debemos tener siempre a mano una manta a la que recurrir en el caso de que el paciente sienta demasiado frío.

LA ROPA

La del terapeuta debe ser flexible y cómoda para permitir libertad de movimientos. Debe estar descalzo para tener mayor contacto con el piso, mayor transmisión de energía, como un círculo, entre el paciente y el terapeuta.

Técnicas

Actuamos sobre:
• Sistema Circulatorio
• Técnicas de Reflexología facial
• Sistema linfático
• Puntos de Acupuntura

SISTEMA CIRCULATORIO

La habilidad del masajista llevará al éxito tan ansiado. El masaje debe actuar sobre el tono muscular, para mantener de esta forma la elasticidad de la piel, con lo que se retrasa la aparición de arrugas y se corrige la profundización de las que ya existen. Como ya dijimos, la finalidad del masaje es estimular los músculos faciales, tonificándolos y afirmándolos.

El masaje reactiva la circulación de la sangre y la linfa, y, provoca un aumento del metabolismo, y de esta forma una aceleración es la formación de células nuevas, eliminando mas rápidamente las que se deben desprender; también provoca una eliminación de toxinas. El masaje circulatorio aumenta la temperatura de la piel que se prepara para absorber con mayor eficacia las cremas y productos que se utilizan para regenerar el rostro. Al efecto físico del masaje se asocia el efecto dérmico, obteniendo un estiramiento mecánico de las arrugas y una estabilización de todo el tejido.

LA RESPIRACIÓN

La respiración es la base de nuestra vida y sin embargo muy pocas personas saben respirar bien. Ella proporciona al físico el oxígeno necesario para mantener activos todos los sistemas del cuerpo y así utilizar todos sus procesos químicos. Debemos ser conscientes que podemos transformar nuestro ritmo respiratorio cuando lo decidamos. En el momento de iniciar el tratamiento es muy beneficioso pedir al paciente, que controle su ritmo respiratorio por lo menos por cinco minutos. Lo ideal es una respiración completa, en la cual el terapeuta evaluará el ritmo. Se pide al paciente que haga inspiraciones largas, lentas y profundas varias veces. Luego continúa con su respiración normal.

ALGUNAS MANIOBRAS DEL MASAJE CIRCULATORIO

Iniciar el contacto a la altura del pecho, con las manos ubicadas en la parte superior, ejerciendo una leve presión. Debemos ponernos en contacto con nuestro paciente y él con nosotros.

Cuando sentimos que ambos estamos en armonía, comienzan las maniobras.

1. MOVIMIENTO:

Comenzamos en abanico, abarcando pecho, hombros y llegando por la parte de atrás del cuello, a la base del cráneo.

2. MOVIMIENTO:

Con los dedos de ambas manos enfrentadas, bajamos por los costados del esternón, tratando de relajar la zona del pecho.

3. MOVIMIENTO:

Deslizamos los dedos por detrás de los hombros, subimos al cuello, y comenzamos un masaje de ida y vuelta, con ambas manos a cada lado del cuello.

4. MOVIMIENTO:

Hacemos pequeños círculos debajo de la base de la nuca.

5. MOVIMIENTO:

Hacemos caricias a lo largo de los músculos esternocleidomastoideo.
Así vamos subiendo por todo el rostro, respetando cada zona y cada músculo. Es muy importante conocer la anatomía del rostro, para maniobrar los músculos sin dañar.

6. MOVIMIENTO:

Hacemos caricias alrededor de toda la mandíbula.

7. MOVIMIENTO:

Subimos con nuestros pulgares alrededor del ángulo de la comisura de los labios, subiendo por los costados de la nariz y rodeando los ojos.

8. MOVIMIENTO:

Hacemos un tecleo, recorriendo todo el rostro.

9. MOVIMIENTO:

Caricias en la frente.

10. MOVIMIENTO:

Caricias sobre los párpados.

11. MOVIMIENTO:

Caricias recorriendo labio superior e inferior.

Concluimos con un abanico sobre el pecho y volvemos a la zona de la frente para comenzar con el segundo paso

C A P Í T U L O   2

Qué es la reflexología

Qué es la reflexología

La reflexología es un método para activar los poderes curativos del cuerpo. Un método antiquísimo que llegamos a conocer a través de textos, ilustraciones y obras de arte. Sabemos que los antiguos chinos, japoneses, indios, rusos y egipcios trabajaban los pies para proporcionar un equilibrio en la salud.

En los primeros años del siglo pasado, el doctor William Fitzgerald desarrolló la moderna teoría de parcelar en zonas el cuerpo humano, explicando que unas partes del cuerpo se corresponden con otras. La prueba la estableció anestesiando una zona, y tras ejercer presión sobre ella, verificó que la anestesia se producía también en la zona refleja. El doctor Bowers, colega de Fitzgerald, hizo una demostración aún más radical para convencer a quienes no creían en esta teoría. Demostró que si a una persona se le pinchaba la cara con una aguja, no sentía dolor alguno si al mismo tiempo presionaba un punto de la mano, es decir, en la zona refleja correspondiente al punto que le pinchaba en el rostro. En 1930 Eunice Ingham, fisioterapeuta del doctor Shelby Riley, estudioso y ferviente defensor de la teoría, utilizó esta terapia en sus pacientes, y llegó a la conclusión de que todas las zonas del cuerpo tienen acceso en puntos distintos y que, por lo tanto se puede llegar más fácil y eficazmente a esas áreas por unos puntos que por otros. Y estaba en lo cierto, pues se comprobó que el pie, por su extrema sensibilidad, es el área donde la respuesta posee mayor eficacia terapéutica. La señora Ingham confeccionó mapas de todo el cuerpo humano, haciendo corresponder las zonas del mismo sobre las zonas del pie, y descubrió que una eventual presión sobre uno o varios puntos del pie tenía una eficacia terapéutica mayor que al trabajar directamente la zona afectada. Con esta constatación nacía la reflexología.

La reflexología moderna es a la vez una ciencia y un arte. Como ciencia exige un estudio riguroso, un profundo conocimiento de las técnicas y una destreza adecuada. Y como arte es cuando el reflexólogo utiliza su concentración, su paciencia y un cuidado especial hacia el paciente.

Así nace la Reflexología Podal, Reflexología de manos, Reflexología auricular, del iris del ojo, del rostro y del cráneo.

Reflexología cráneo facial

Es una técnica basada en la estimulación facial, para aumentar la circulación sanguínea, regular la parte química del cuerpo y tratar el estado emocional. El rostro posee mil doscientas terminaciones nerviosas, pertenecientes al Sistema Nervioso Central. Estas zonas reflexológicas se comunican con los órganos internos, las glándulas, el aparato circulatorio, el sistema linfático y también con los canales energéticos, llamados Meridianos por la Medicina China.

Esta técnica se realiza a través de presiones manuales en el rostro y el cráneo, obteniendo resultados más rápidos sobre la parte emocional, porque se logra un equilibrio del Sistema Nervioso Central.

También se utiliza con éxito en tratamientos cosmetológicos, ya que al presionar y estimular puntos, logramos tensar los músculos faciales e irrigar las líneas de expresión.

Sabemos que conductas repetidas, quedan fuertemente ligadas a expresiones que se interpretan como de dolor, de temor, de alegría etc. Estas emociones van transformando nuestro rostro, y estas expresiones repetidas, que pasan a formar parte de nuestra vida, como las emociones que las provocan, quedan grabadas en nuestra expresión y pasan a ser parte de nuestras características. A este proceso lo llamamos CORAZAS ENERGÉTICAS. Se llama coraza a un bloqueo energético, y a las mas frecuentes las hallamos en las distintas zonas, como ocular, oral, cervical, torácica, en el diafragma, abdomen y pelvis.

La liberación de las tensiones físicas, se acompaña de liberación emocional, y viceversa.

Este interesante método, se podría definir como una combinación de medicina oriental, técnicas primitivas de los aborígenes, e investigaciones modernas de neuroanatomía, que estudian los beneficios de las presiones manuales sobre el rostro y el cráneo.

En América, los Incas practicaban Reflexología, los Indios Cherokees de Carolina del Norte en Estados Unidos reconocieron la importancia del mantenimiento del balance físico - mental - espiritual, a través de la reflexología.

Actualmente una de las terapeutas mas reconocidas en América es Jenny Wallace, descendiente de los Cherokee.

En Argentina, los aborígenes de los Andes, utilizan esta terapia facial.

Las comunidades indígenas han dado gran importancia no sólo al rostro sino también a los pies y las manos.

Y estimular estas zonas para estas comunidades va acompañado de una ceremonia sagrada. Pues creen que los pies son nuestro contacto con la tierra y con las energías que fluyen a través de ella. Y sienten un especial respeto por la persona de la tribu que se dedica a la sanación a través de esta terapia, tanto la podal, como cráneo facial

Ellos llaman "Doncella de la Luna" a la mujer que desde su juventud, demuestra tener talento para la sanación, por lo que es acogida por toda la tribu para que lo siga desarrollando a lo largo de toda su vida.

Quiero compartir con ustedes un pensamiento y cantar Cherokees.

DIOS ESTÁ HABLANDO CONTIGO
(CANTO INDÍGENA)
Traducido y adaptado del libro "By San Etioy"

Un hombre susurró:
Dios, habla conmigo
Y un ruiseñor comenzó a cantar
Pero el hombre no oyó.

Entonces el hombre repitió:
Dios, habla conmigo
Y el eco de un trueno se oyó
Mas el hombre fue incapaz de oír

El hombre miró en derredor y dijo:
Dios, déjame verte
Y una estrella brilló en el cielo
Pero el hombre no la vio.

El hombre comenzó a gritar:
Dios, muéstrame un milagro
Y un niño nació
Mas el hombre no sintió el latir de la vida.

Entonces el hombre comenzó a llorar y a
desesperanzarse

Dios, tócame y déjame saber que estás conmigo
Y una mariposa se posó suavemente en su hombro
El hombre espantó la mariposa con la mano, desilusionado,
continuó, su camino, triste, solo y con miedo.

Estos son los milagros nuestros de cada día que nadie quiere ver.

El Doctor Alonso Cornelius, de Alemania, fue el primer médico en Europa que prestó atención a la reflexología facial, ya que tuvo su propia experiencia. Sufría una infección y se curó a través de la estimulación de puntos y zonas del rostro.

Hizo el primer artículo "Druckpunte" sobre reflexoterapia en Europa, en la revista mensual de Medicina en el año 1902; en la misma época William Fitzgerald en Estados Unidos obtuvo resultados en patologías de nariz, garganta y oídos, utilizando la reflexología podal.

En nuestra época una estudiosa de la reflexología cráneo facial es la señora Lone Sorensen, oriunda de Dinamarca.

La Reflexología cráneo facial parte de 5000 años atrás en los pueblos orientales, ya que se cree que fue anterior a la Acupuntura.

Las investigaciones que realizó en China, en la provincia de Shan Xi, el neurólogo Chia Shun Fa, donde trabajó sobre personas con lesiones cerebrales, tuvieron muchísimo éxito.

En 1973, el Instituto de Medicina Tradicional China de Shangai publicó su primer informe sobre la Cráneo puntura, basado en la relación entre corteza cerebral y cuero cabelludo.

La Reflexología Cráneo Facial, divide el rostro de la siguiente manera:

• LA FRENTE: relacionado con la zona de la cabeza, y la parte intelectual y creativa, es el lugar donde me puedo escapar de todo lo que me rodea. El lugar de la creación, de todo lo positivo o todo lo negativo.

• CEJA Y PÁRPADO SUPERIOR: con los hombros y brazos, con nuestro movimiento, con nuestro hacer, con el comienzo de nuestro accionar. Y también con las cargas, la bronca.

• PARTE INTERNA PÁRPADO SUPERIOR: encuentro la vejiga.

• PÁRPADO INFERIOR: relacionado con riñón y vejiga,

• ESTÓMAGO: en la parte alta de la mejilla.

• HÍGADO: lo encuentro en la zona de la sien.

• LA NARIZ: como eje central, nuestra columna. En los costados de la nariz, en su parte central, encontramos el bazo y el páncreas, bajando por los costados, encontramos las mejillas, que se identifican con los pulmones y las aletas de la nariz, en su parte inferior, con el corazón.

• PASANDO POR LA PARTE MEDIA DE LA NARIZ Y BAJANDO POR LOS CIGOMÁTICOS: encontramos el diafragma, nuestro músculo complementario para el sistema respiratorio. Cuando se encuentra muy tenso, sentimos opresión en el pecho. Seguimos por el músculo risorio, y encontramos intestino grueso y en el labio superior el intestino delgado.

• MENTÓN: los órganos reproductores.

• MANDÍBULA: en su parte más ancha encontramos la cadera.

QUÉ LOGRAMOS CON ESTA TÉCNICA

• Relax profundo
• Estímulo linfático
• Liberación de bloqueos
• Estímulo de los chakras (nuestra energía sutil)
• Favorece nuestro equilibrio interior.

Con cada toque que realizamos profundizamos en la dinámica de cambio del paciente y ponemos en marcha un movimiento de energía que es tan sutil que no podemos percibir con nuestros ojos. El paciente puede llegar a sentir una relajación tan profunda que lo vincula con una transportación a otro nivel espiritual.

Se debe asimismo lograr con el receptor un ámbito de confianza que favorezca la comunicación, de energías positivas.

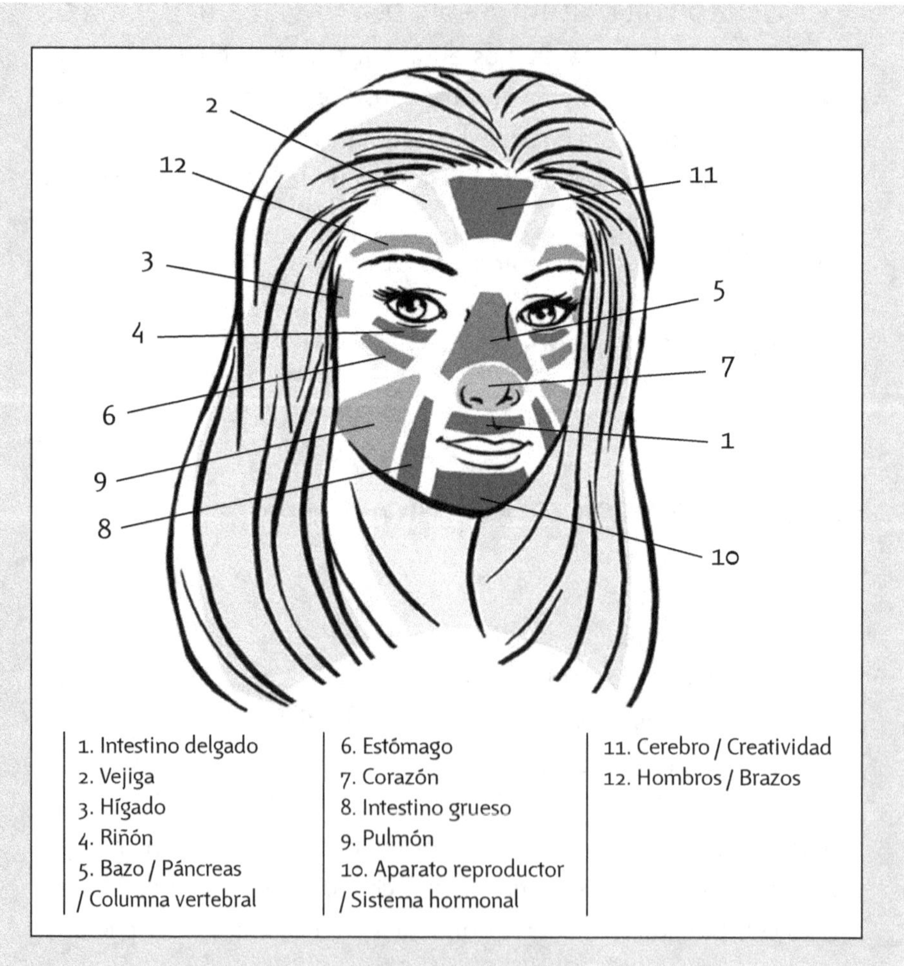

1. Intestino delgado	6. Estómago	11. Cerebro / Creatividad
2. Vejiga	7. Corazón	12. Hombros / Brazos
3. Hígado	8. Intestino grueso	
4. Riñón	9. Pulmón	
5. Bazo / Páncreas	10. Aparato reproductor	
/ Columna vertebral	/ Sistema hormonal	

DRENAJE LINFÁTICO

La linfa es un líquido, claro, que se encuentra en los vasos linfáticos, devuelve a la sangre el exceso de líquidos, y contiene, entre otros elementos unas células llamadas linfocitos.

Muchas veces tenemos problemas con la circulación linfática; el flujo de linfa se interrumpe por estancamiento en los diminutos capilares por donde circula, en el tejido subcutáneo, y este problema ocasiona en el cuerpo, en general, celulitis y en el rostro, hinchazón difusa generalizada o específica en parpados.

Drenar significa "dar salida al agua detenida". Con las maniobras de drenaje linfático en el rostro, lo que logramos es hacer llegar a los territorios linfáticos, el exceso de liquido acumulado en las zonas edematosas.

La linfa se encuentra en todo nuestro cuerpo, con excepción del cerebro y la médula espinal.

La linfa transporta nutrientes a las células, pero también productos de desecho; si en su recorrido encuentra bacterias, virus, sustancias extrañas, estos son llevados hasta los ganglios linfáticos, donde son destruidos.

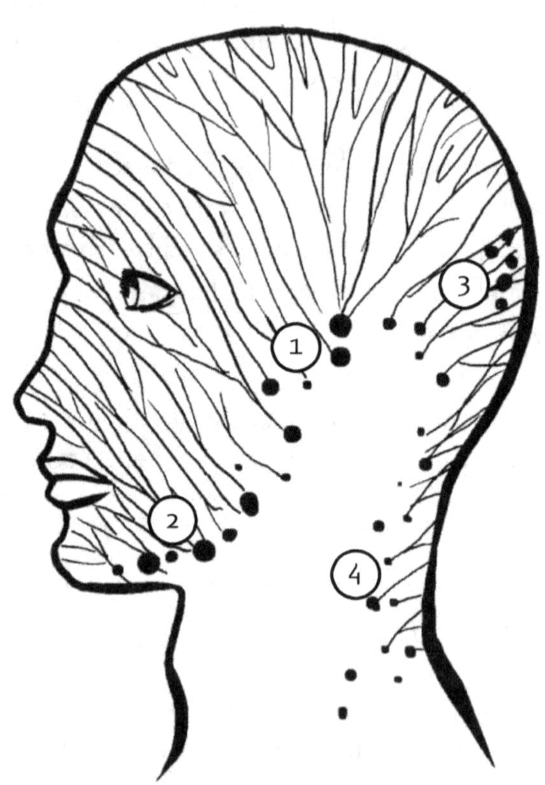

2. Región paratiroidea
3. Ganglios mandibulares
4. Ganglios occipitales
5. Ganglios cervicales

Gánglios y vasos linfáticos de la cabeza

¿CUÁLES SON SUS EFECTOS?

- Excelente en los casos de un elevado nivel de estrés.
- Cefaleas tensionales
- Casos de acné
- Rejuvenecimiento facial
- Relajante y sedante.

MOVIMIENTOS

- **1. APERTURA DE LA FRENTE:** abre la frente con todos los dedos de cada mano, del centro hacia fuera. Contribuye a despejar, tranquilizar.

- **2. CÍRCULOS:** con el índice y el dedo corazón, realiza movimientos circulares muy suaves en las sienes.

- **3. PELLIZCAR LAS CEJAS:** con el dedo índice y el pulgar, pellizca la zona de las cejas.

- **4. TERCER OJO:** con el índice de la mano derecha y el índice de la mano izquierda encima, formo ochos.

- **5. PRESIÓN EN LOS OJOS:** con movimientos muy suaves, ejercer presión en los párpados inferiores.

- **6. APERTURA DE LOS LABIOS:** masajea la zona inferior y superior de los labios abriendo con el índice (labio superior, dedos medio y corazón labio inferior), arrastrando hacia la zona de las orejas.

- **7. ÁNGULO DE LA CARA:** con índice sobre mandíbula inferior y demás dedos en la barbilla, arrastrando hacia las orejas.

- **8. DESLIZAMIENTO POR LA NUCA:** con ambas manos realizar un masaje en la zona del cuello y nuca.

- **9. ESTIMULAR EL CUERO CABELLUDO:** con todos los dedos, masajear el cuero cabelludo, movilizando todo el cráneo.

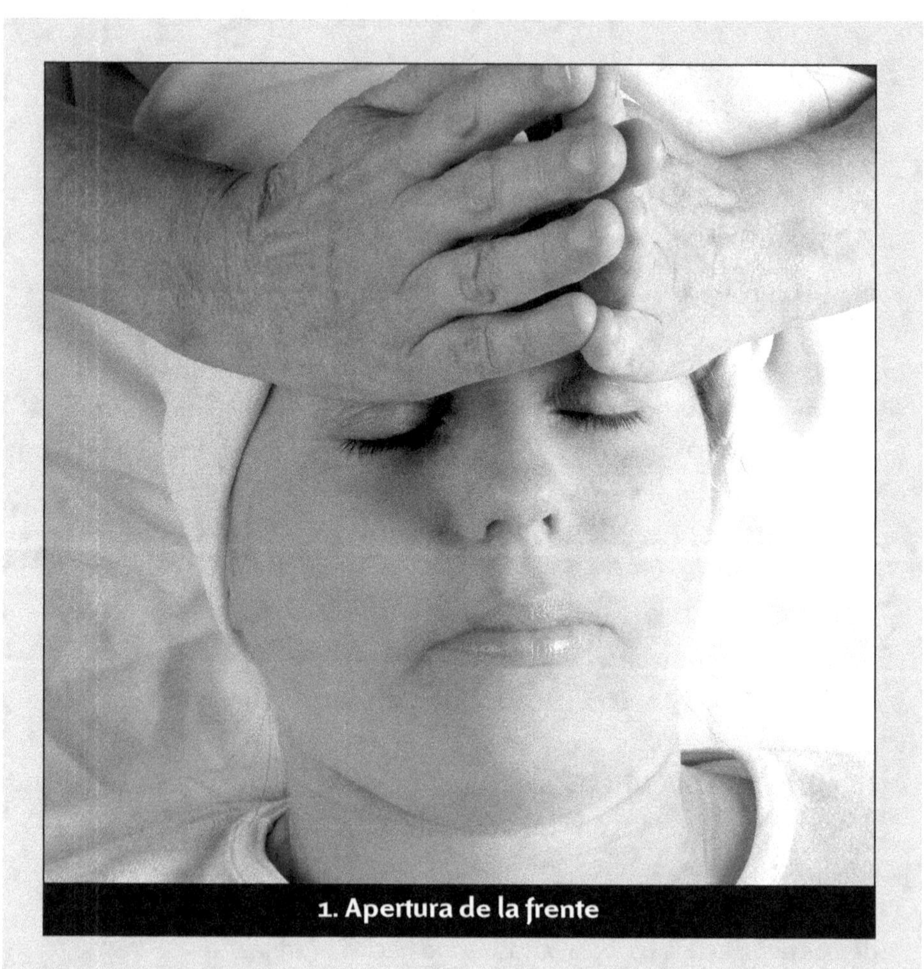

1. Apertura de la frente

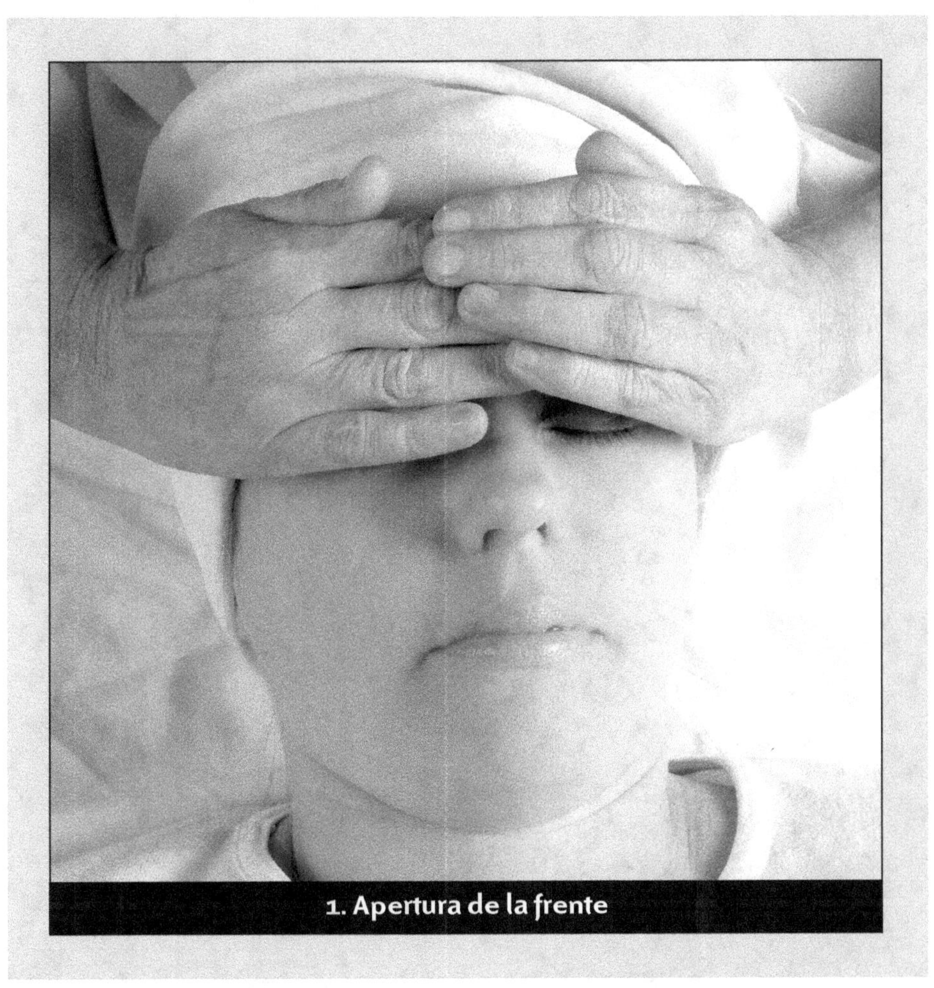

1. Apertura de la frente

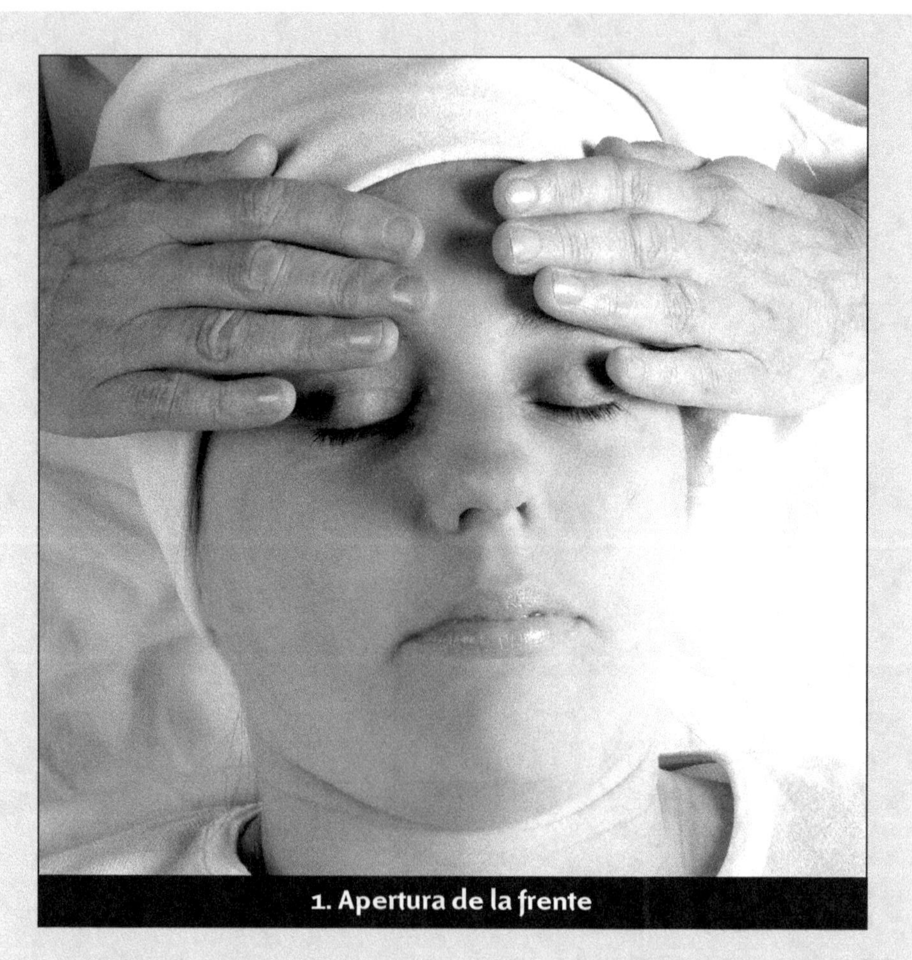

1. Apertura de la frente

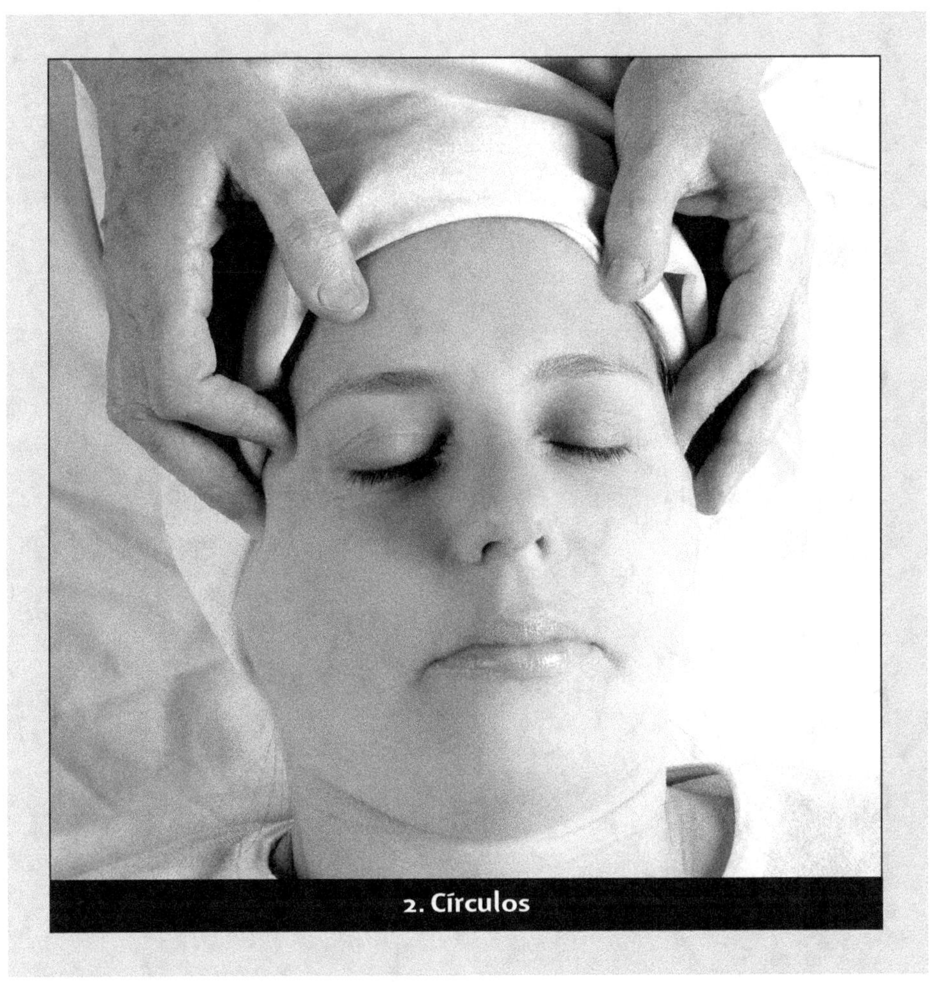

2. Círculos

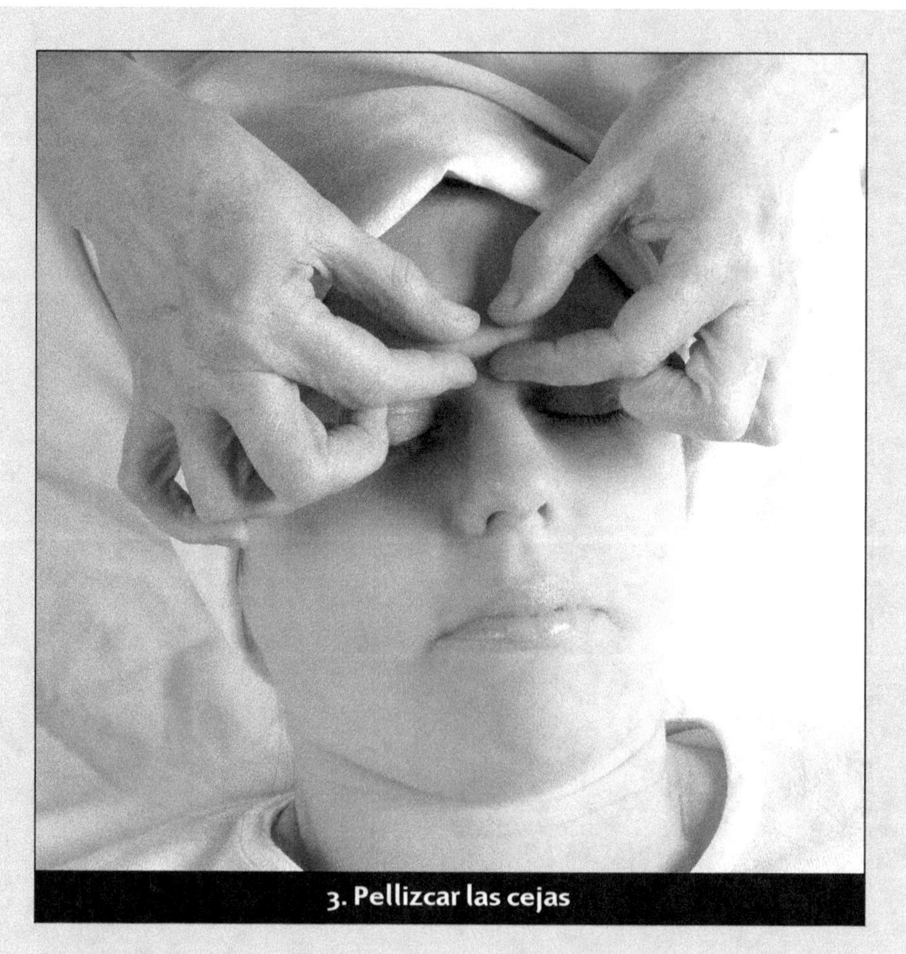

3. Pellizcar las cejas

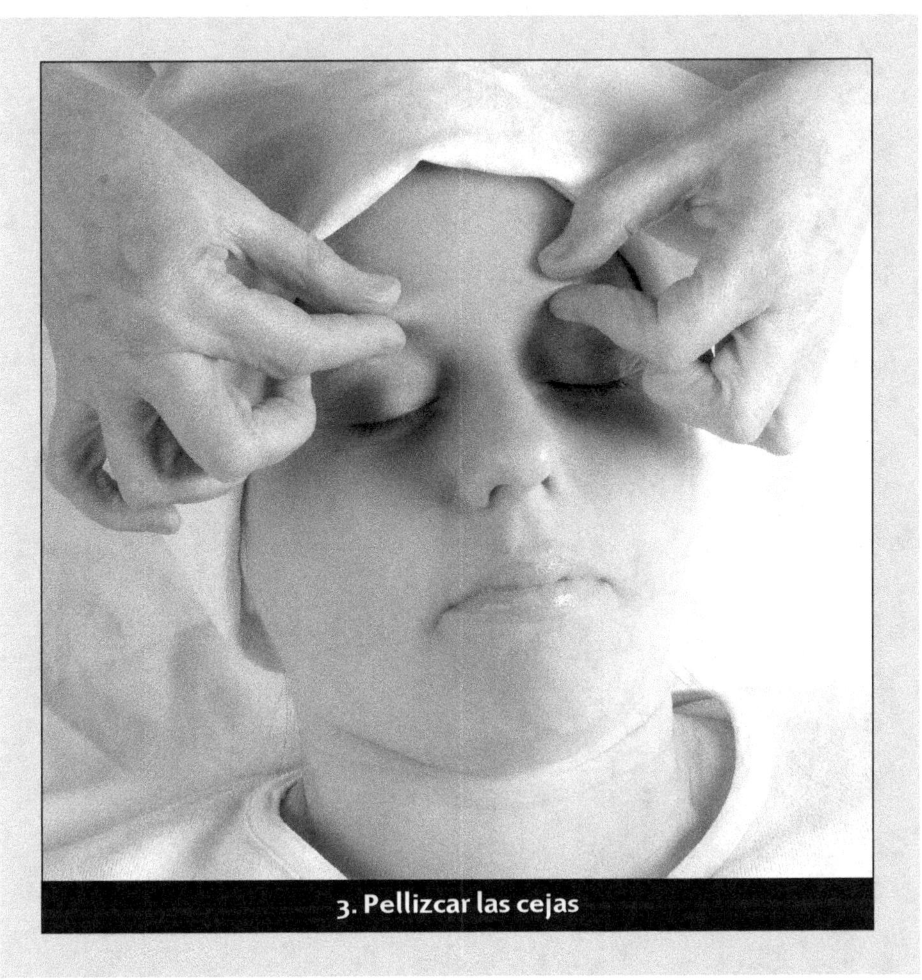

3. Pellizcar las cejas

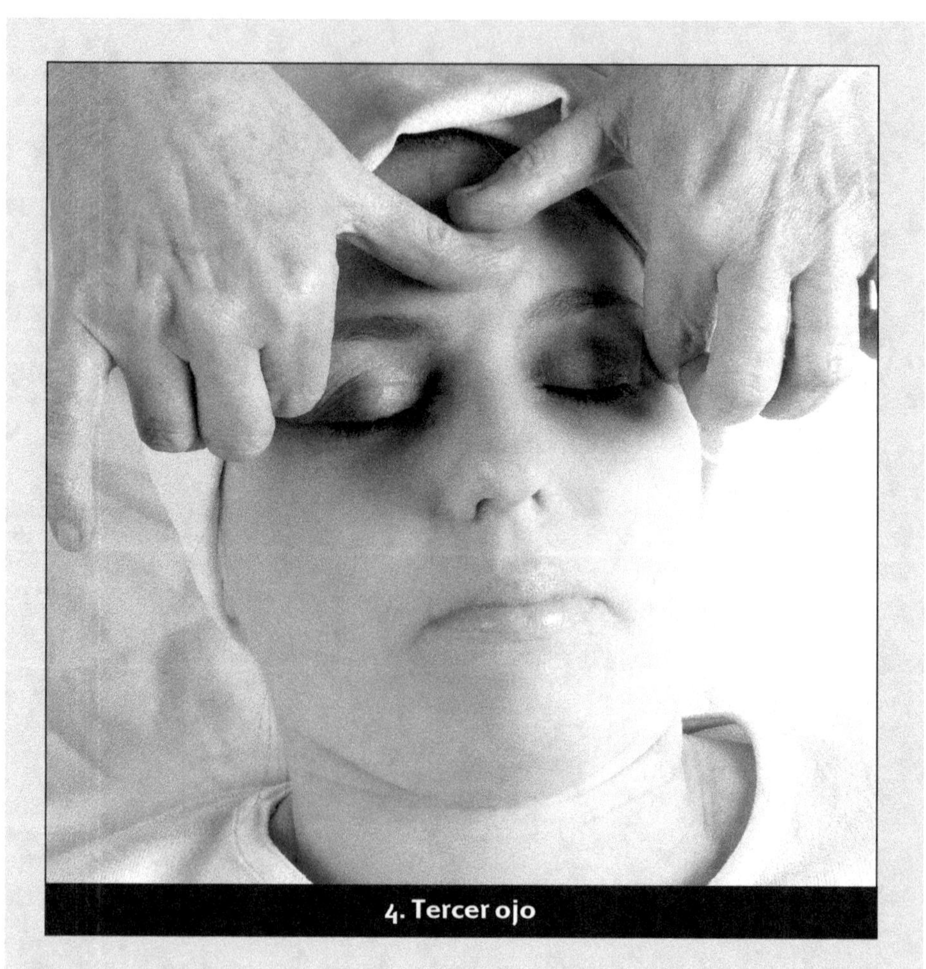

4. Tercer ojo

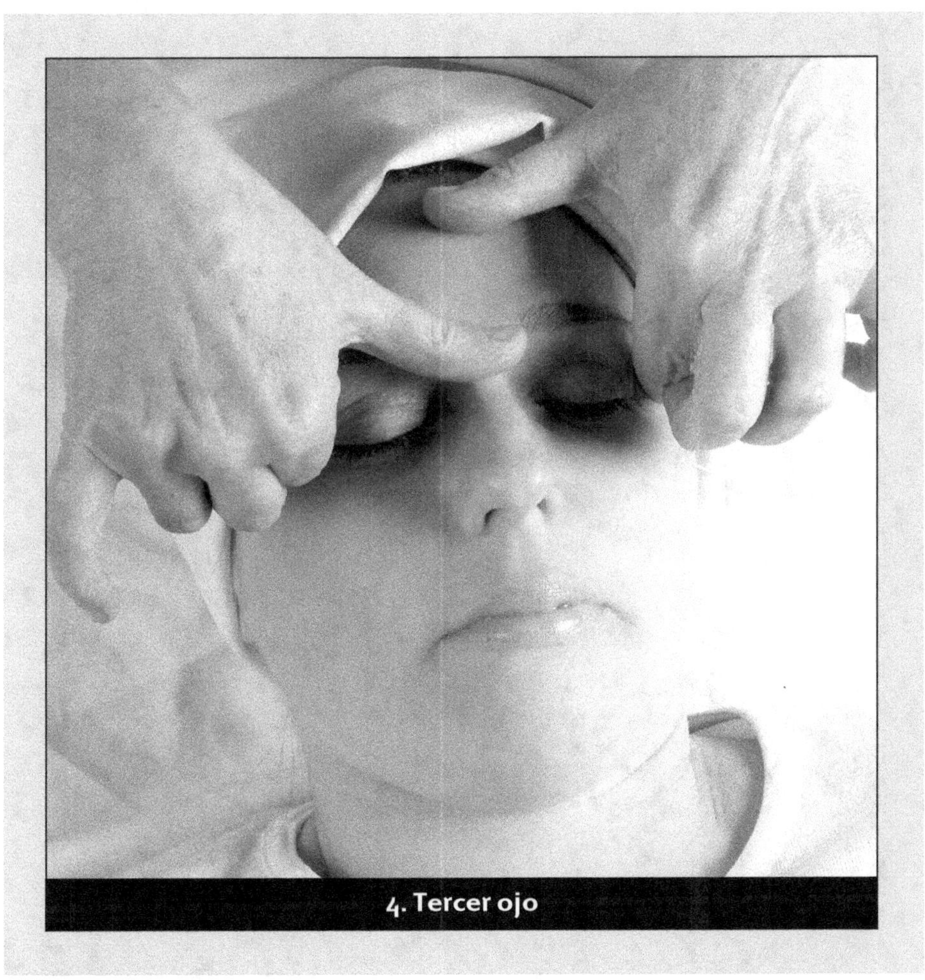

4. Tercer ojo

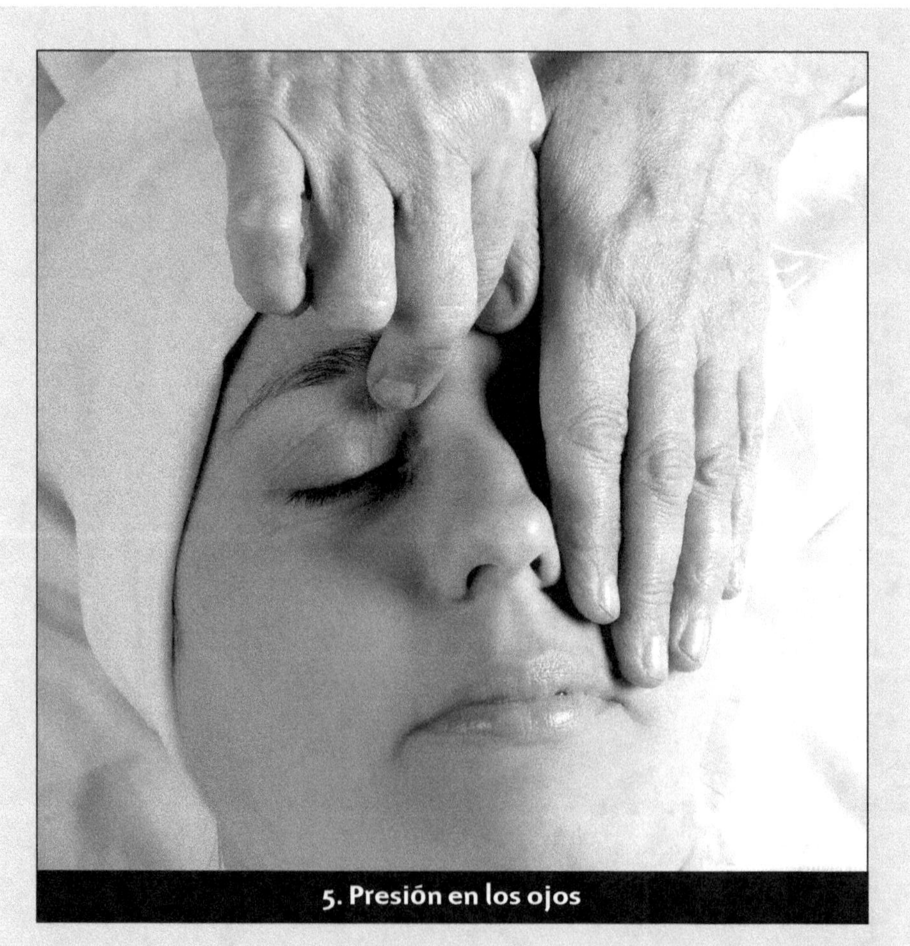
5. Presión en los ojos

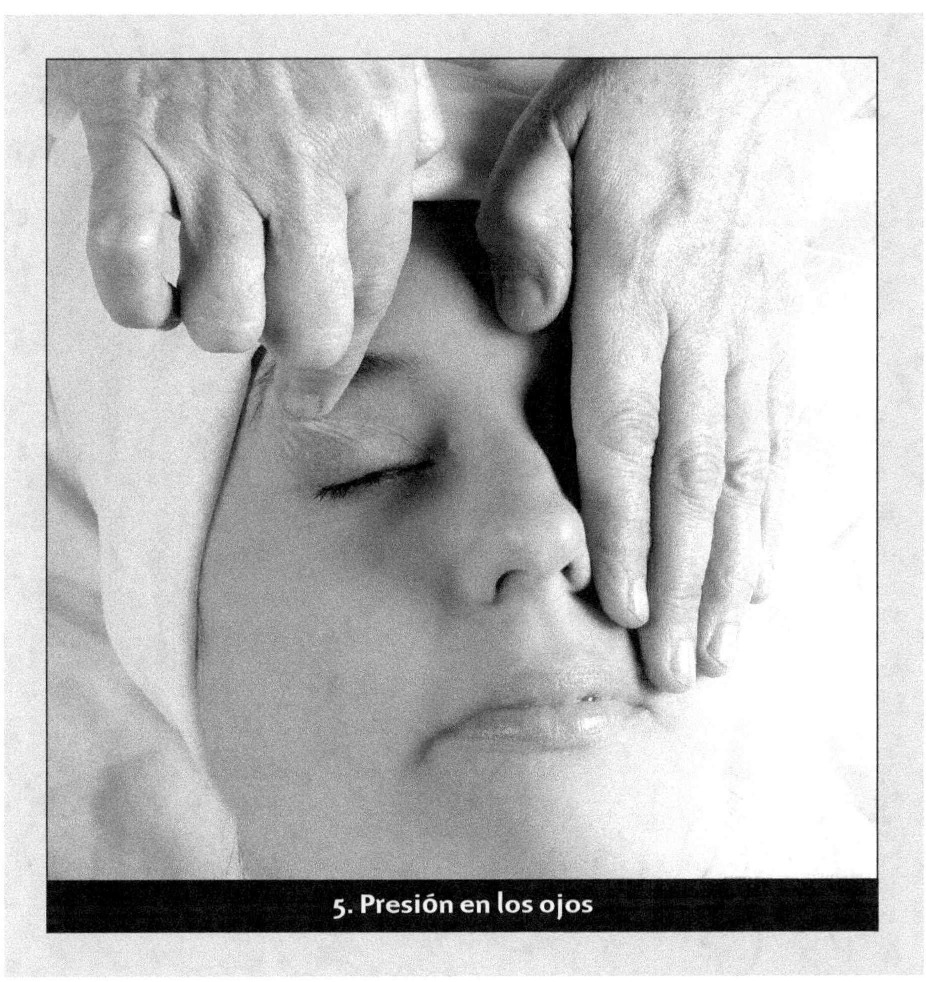

5. Presión en los ojos

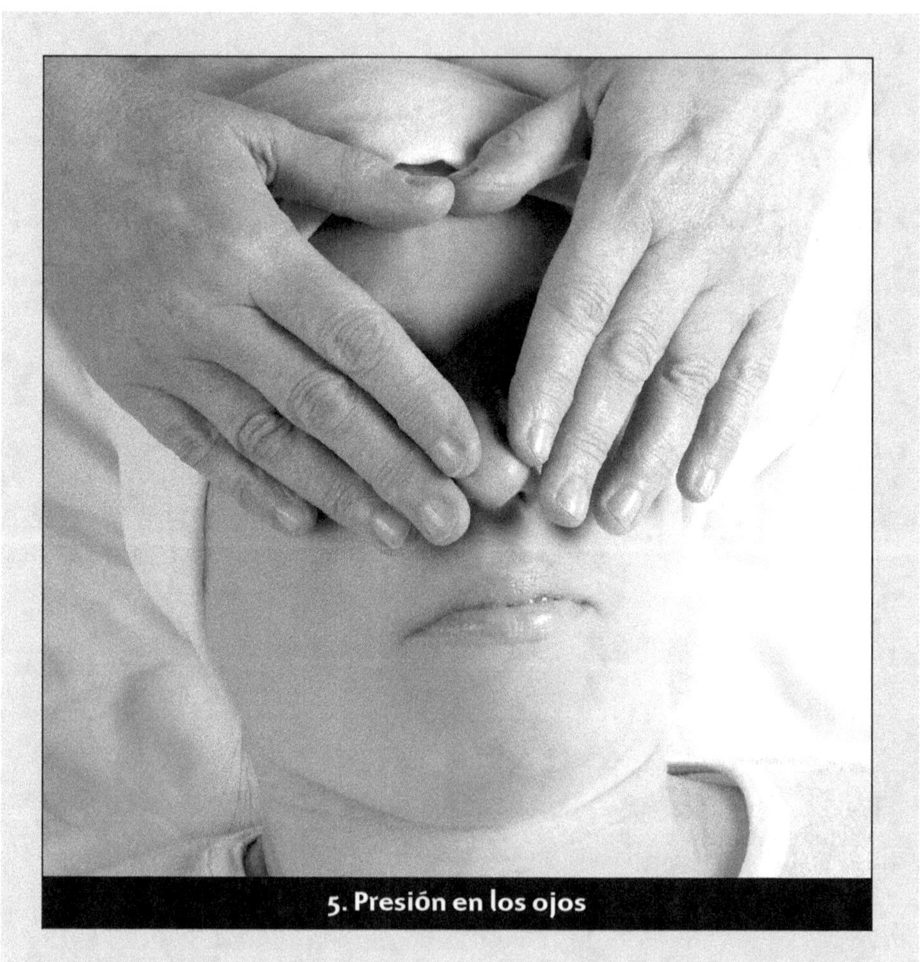

5. Presión en los ojos

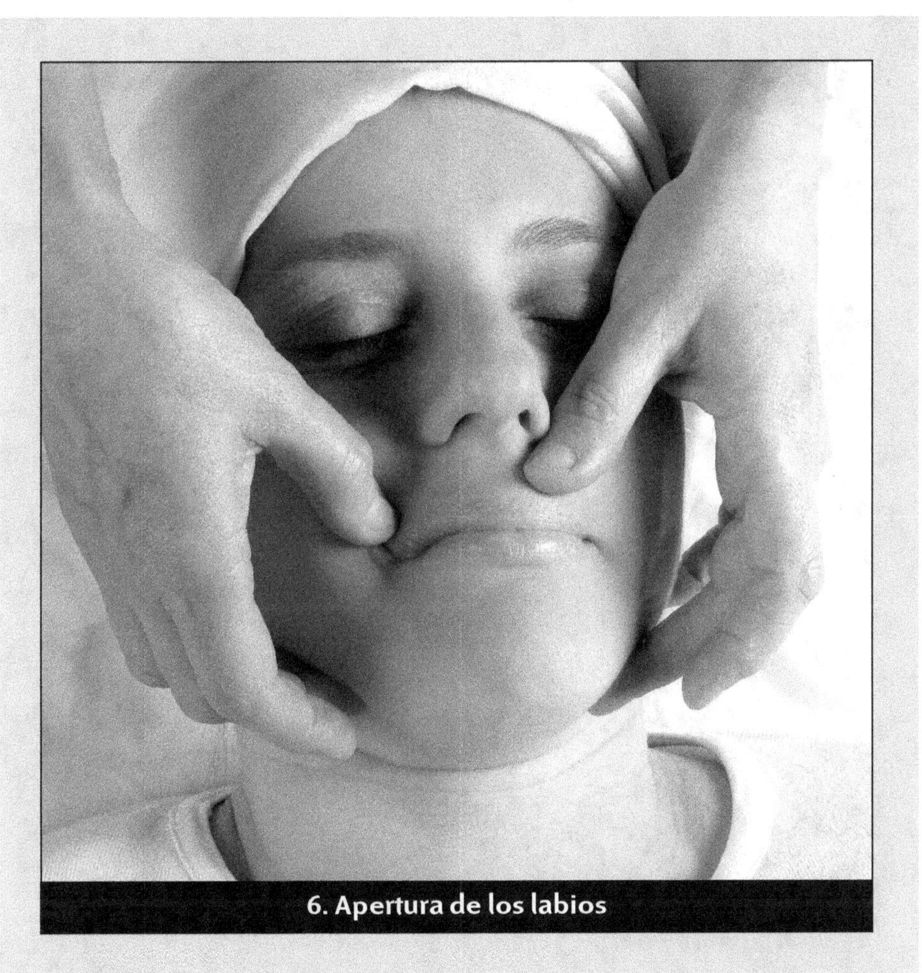

6. Apertura de los labios

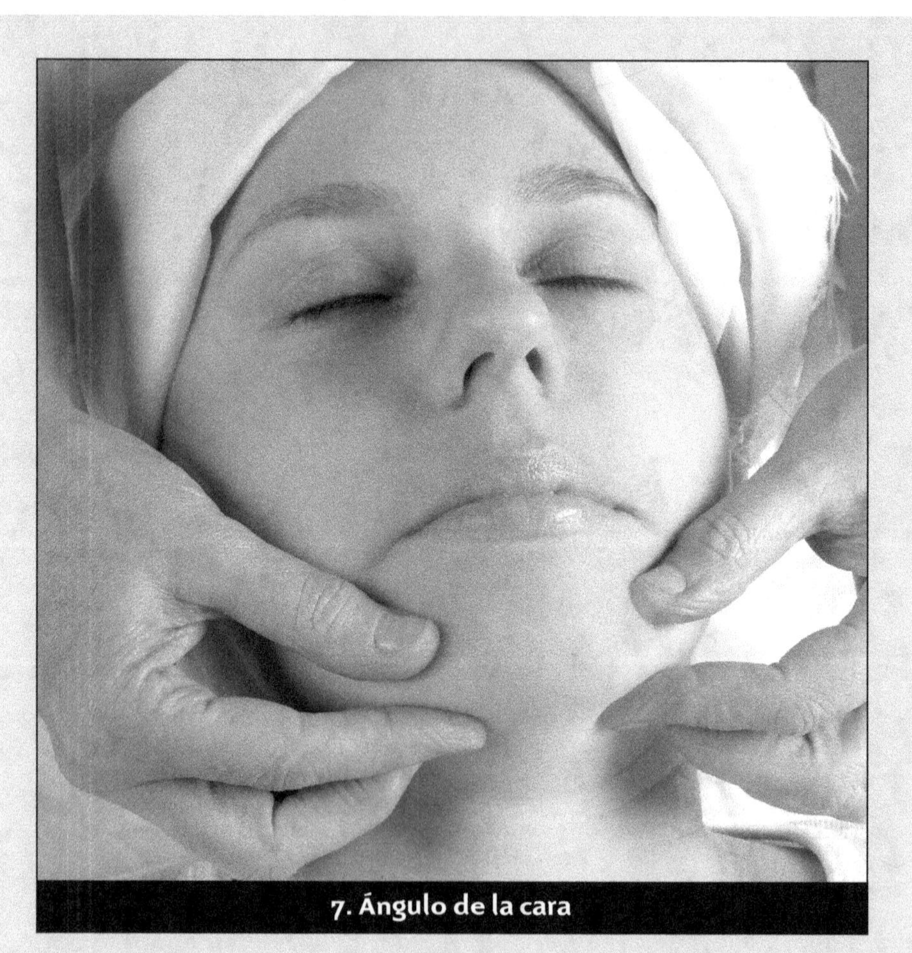

/ 50

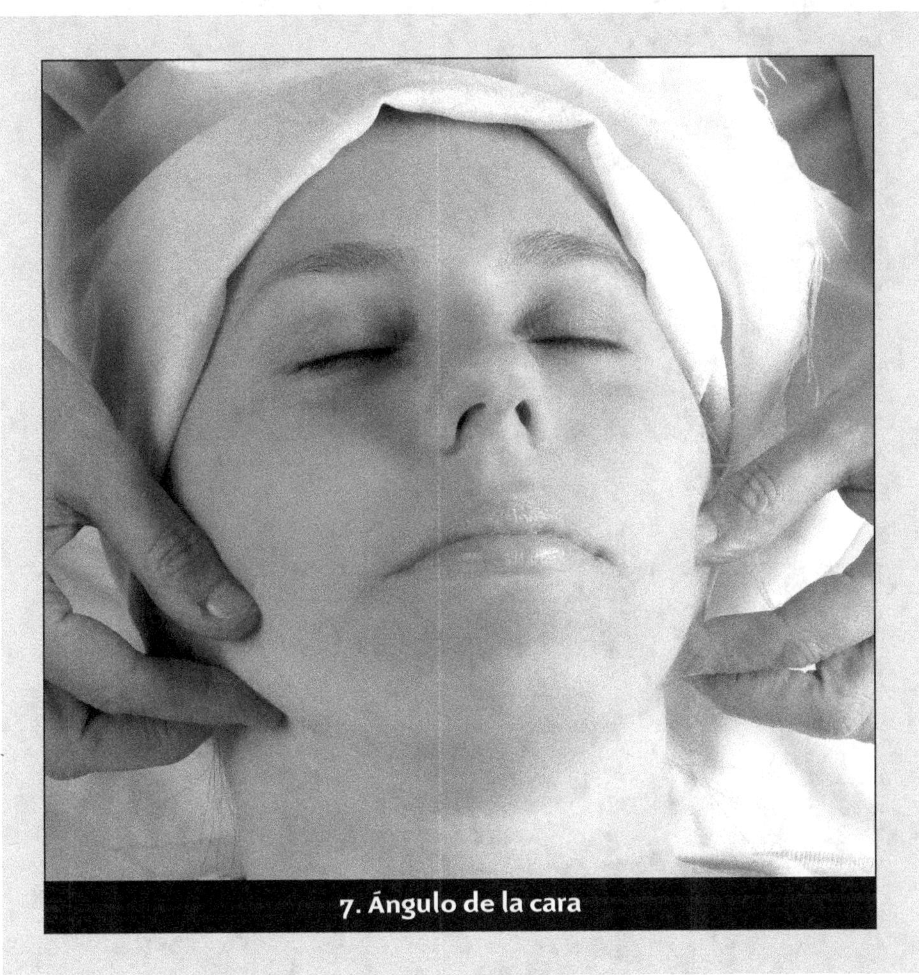

7. Ángulo de la cara

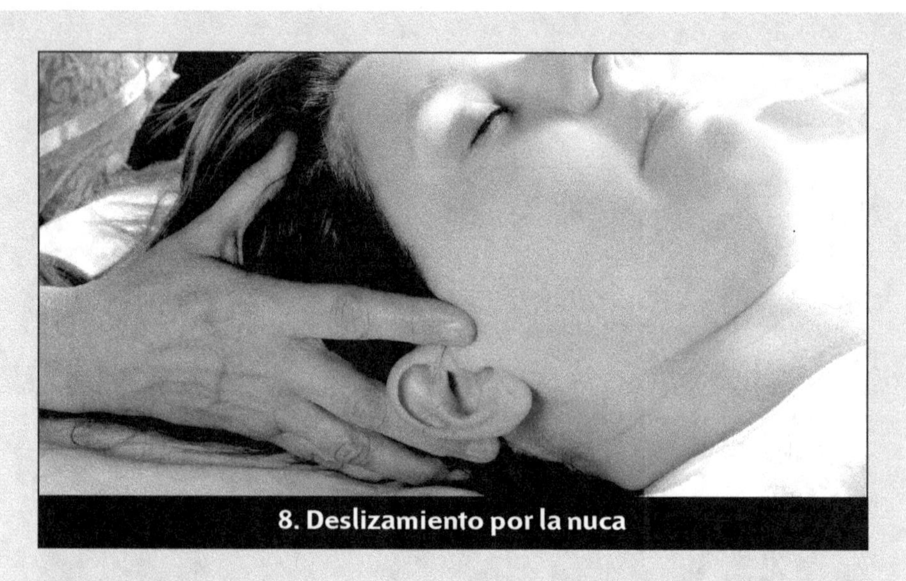

8. Deslizamiento por la nuca

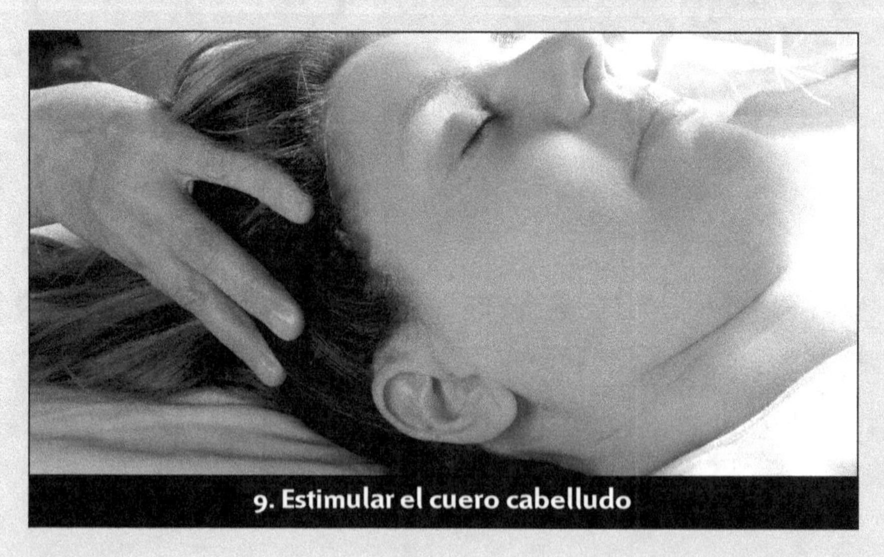

9. Estimular el cuero cabelludo

CUARTA SERIE

TOQUES DE DÍGITO PRESIÓN
(Basado en la Medicina China)

En esta serie tenemos en cuenta los puntos de meridianos relacionados con la medicina china. La piel desvitalizada, envejecida, con muchas arrugas, es señal de que un órgano está funcionando mal. Es decir, en el meridiano puede haber un exceso o un déficit y es la señal de que un órgano está trabajando mal. Al estimular los puntos relacionados con los meridianos mediante la yema de los dedos, se obtienen unos resultados excelentes.

Existen diversas opiniones y teorías acerca de los orígenes de la Medicina China, se cree que se originó aproximadamente hace 5000 años.

Las primeras evidencias escritas datan de la dinastía Jang, durante el reinado del Emperador Amarillo Huangdi, unos 2600 años a.C y aparecen en el HUANGDI NEI CHING (EL Canon de la Medicina Interna) que consiste en un diálogo entre el emperador Huangdi y su ministro Qi Bo y trata temas de medicina, como fisiología, anatomía y acupuntura.

Este libro es considerado en la actualidad como uno de los libros fundamentales de la Medicina China Tradicional.

La Medicina China Tradicional es un sistema holístico de curación, desde la óptica puesta en el hombre como un microcosmos; su existencia es inseparable de la manifestación universal. La medicina china entiende que la salud y la enfermedad dependen del estado de equilibrio del individuo a nivel espiritual, físico, mental y emocional. Las energías deben estar en equilibrio, reduciendo los procesos de deterioro físico.

Antiguamente, los monjes eran los encargados de la salud de la aldea, visitaban a las familias cada 20 días y a través de distintas técnicas mantenían la salud de sus habitantes, quienes retribuían con un pago a través del trueque.

Si alguien de una de las familias enfermaba, se reclamaba la asistencia del monje encargado, y hasta que no lograba el equilibrio de su salud, no se le hacía pago alguno.

Dentro de esta medicina encontramos diferentes disciplinas.

- ACUPUNTURA
- FITOTERAPIA
- AROMATERAPIA
- DIGITOPUNTURA
- IRIDIOLOGÍA
- AURICULOTERAPIA
- REFLEXOLOGÍA
- OLIGOELEMENTOS
- CHI - KUNG

Uno de lo principios básicos de la medicina china es el yin y el yang.

Los conceptos del yin y el yang se desarrollaron observando todos los aspectos de la naturaleza, así por ejemplo, la noche existe, porque existe el día; arriba tiene un significado porque existe abajo.

El yin y el yang se representan como un símbolo universalmente conocido. Al yin podemos verlo como el lado oscuro de la montaña y sus cualidades son frialdad, quietud, pasividad, oscuridad.

El lado claro, el de la luz es el yang, calor, movimiento, actividad.

También consta de 5 elementos, 5 colores, 5 factores ambientales, 5 estaciones, 5 órganos, 5 vísceras, 5 sentidos, 5 tejidos, 5 emociones.

- 5 ELEMENTOS: MADERA, FUEGO, TIERRA, METAL, AGUA.
- 5 COLORES: VERDE, ROJO, AMARILLO, BLANCO, NEGRO.
- 5 FACTORES AMBIENTALES: VIENTO, CALOR DE VERANO, HUMEDAD, SEQUEDAD, FRÍO.
- 5 ESTACIONES: PRIMAVERA, VERANO, CANÍCULA, OTOÑO, INVIERNO.
- 5 ÓRGANOS: HÍGADO, CORAZÓN, BAZO, PULMÓN, RIÑÓN.
- 5 VÍSCERAS: VESÍCULA BILIAR, INTESTINO DELGADO, ESTÓMAGO, INTESTINO GRUESO, VEJIGA.
- 5 SENTIDOS: OJOS, LENGUA, BOCA, NARIZ, OÍDOS.
- 5 TEJIDOS: TENDONES, VASOS, MÚSCULOS, PIEL Y PELO, HUESOS.
- 5 EMOCIONES: IRA, ALEGRÍA, PREOCUPACIÓN, TRISTEZA, MIEDO.

CÓMO INFLUYEN LAS EMOCIONES EN NUESTRA SALUD (SEGÚN LA MEDICINA CHINA)

Las emociones afectan la salud cuando se presentan en forma intensa, y si no son expresadas, es decir, si guardamos nuestra emoción, hasta el punto de no llegar a tomar conciencia de lo que sucede, provoca un desequilibrio que lleva a la enfermedad. Por ejemplo:

LA IRA

La ira produce un desequilibrio en el hígado, por lo cual, los síntomas serán:

- DOLOR DE CABEZA
- DOLOR EN EL CUELLO
- MAREOS
- MANIFESTACIONES EN LA PIEL
- CARA ROJA
- LENGUA ROJA
- GUSTO ÁCIDO
- DISTENSIÓN Y MALESTAR EN EL COSTADO
- PROBLEMAS DIGESTIVOS
- NÁUSEAS
- DIARREA
- VISTA NUBLADA
- SEQUEDAD Y ARDOR EN LOS OJOS
- OJOS AMARILLOS
- PUNTOS NEGROS EN LA VISIÓN
- IRRITABILIDAD

ALEGRÍA

Podemos suponer que la alegría es un aspecto beneficioso para nuestra salud, pero tal vez lo que consideramos alegría no es más que una excesiva excitación, que no beneficia nuestro equilibrio interno. Esto produce una excesiva estimulación del corazón y afectando su salud. El corazón regula los vasos sanguíneos, modulando la fuerza con que la sangre llega a las distintas partes del cuerpo, y algunos de los síntomas serán:

- BOCA SECA Y AMARGA
- PALPITACIONES
- INSOMNIO
- MEMORIA POBRE
- DOLOR EN LA PUNTA DE LA LENGUA
- ÚLCERA BUCAL
- RUBOR FACIAL
- CIANOSIS
- PALIDEZ
- ASTENIA

TRISTEZA

La tristeza puede afectar nuestros pulmones.

- FALTA DE RESPIRACIÓN
- CANSANCIO GENERAL
- DEPRESIÓN
- SOLLOZOS
- TOS
- DOLOR DE GARGANTA
- DOLOR EN EL HOMBRO
- CONSTIPACIÓN
- ECZEMAS
- LENGUA CON SABURRA BLANCA
- ASMA
- PREOCUPACIÓN, PENSAR EXCESIVAMENTE

El exceso de trabajo mental, sea por estudios o por preocupaciones de origen financiero o familiar, de trabajo etc., todo lo que sea excesivo, todo lo que se vuelva una obsesión, nos lleva a afectar la energía del bazo:

- PÉRDIDA DE APETITO
- ANEMIA
- DIARREA
- HERNIA DIAFRAGMÁTICA
- EDEMA GENERALIZADO
- LENGUA PÁLIDA CON IMPRESIONES DENTALES

MIEDO

Todo lo que nos provoque miedo en exceso afectará el riñón.

- DEPRESIÓN
- TRANSPIRACIÓN NOCTURNA
- BOCA Y GARGANTA SECA
- FALTA DE VITALIDAD
- DOLOR Y DEBILIDAD EN LA REGIÓN LUMBAR
- ORINA FRECUENTE
- INCONTINENCIA DE ORINA
- PALIDEZ
- IMPOTENCIA

SISTEMA DE MERIDIANOS

Los chinos han denominado Qi a la energía vital que da vida a toda materia viviente y que circula a través de canales o meridianos que tienen un trayecto definido en el cuerpo.

Cada meridiano es nombrado de acuerdo al órgano de origen por ejemplo, hígado, páncreas, bazo, estomago, etc. Excepto 2 meridianos, uno localizado en la línea medio posterior, llamado VASO GOBERNADOR y el otro en la línea medio anterior llamado VASO CONCEPCIÓN.

Estos meridianos, 14 en total, corren por el cuerpo para irrigar y nutrir tejidos, y ya sea por exceso o por deficiencia de energía pueden bloquearse causando el desequilibrio que lleva a la enfermedad.

En este recorrido existen puntos precisos que al activarlos pueden desbloquear un meridiano afectado y lograr la armonía del Yin y el Yang.

¿CÓMO ACTUA LA ESTIMULACIÓN DE PUNTOS EN EL ROSTRO?

Se activan directamente músculos y tendones que le hacen recuperar el tono, produciendo relajación y tonificación en una zona de continuo movimiento, con el efecto que los gestos repetitivos producen en el rostro. Al facilitar la circulación del Qi (energía vital) y la activación de la sangre y produce un mejoramiento de todo el rostro, tanto a nivel muscular, circulatorio y tegumentario (piel). Al tratar estos puntos en el rostro no sólo borramos las arrugas, sino las tensiones que las producen.

MERIDIANO VASO GOBERNADOR

Comienza en la región pélvica; una rama asciende desde allí hasta el riñón; otra rama interna, desciende para emerger en el peritoneo, ascendiendo a lo largo de la columna vertebral y penetrando en el cerebro. La rama principal asciende por la cabeza, desciende por la frente y por la nariz y termina en la encía superior.

Puntos a tener en cuenta:

14 VG: se localiza debajo de la hipófisis, espinos de la séptima vértebra cervical.

Tortícolis. Problemas en vértebras cervicales, enfisema, vómitos y diarrea.

20 VG: se encuentra localizado en la línea media del cráneo, en el punto con la línea que pasa por el eje vertical de la unión de ambas orejas. Este punto es efectivo para la concentración y relajación de todo el cuerpo.

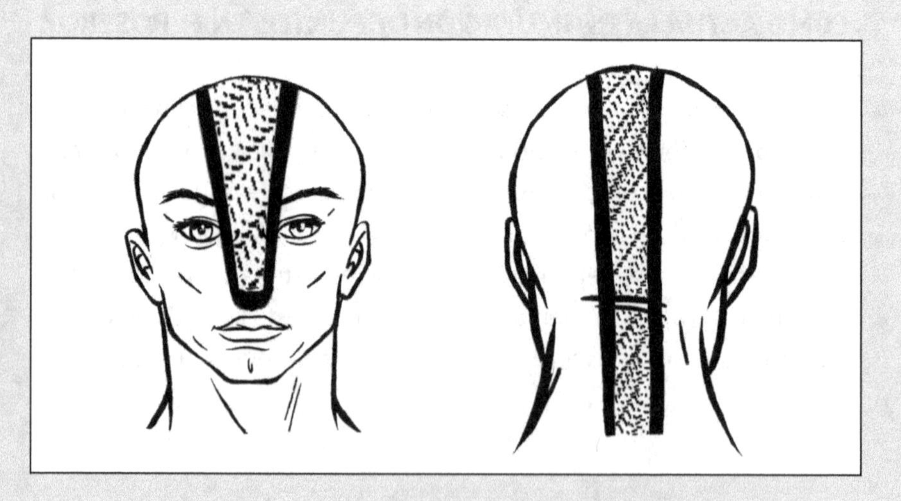

MERIDIANO DE VEJIGA

Comienza en el ángulo interno del ojo y asciende a través de la frente hacia el vértice de la cabeza; desciende paralelamente por la columna vertebral y termina en la parte lateral de la punta del dedo chico del pie.

El punto que nos interesa es V 1, que se halla situado en la hendidura del ojo, en su parte interna.

Glaucoma, conjuntivitis, patologías oculares en general y cefaleas.

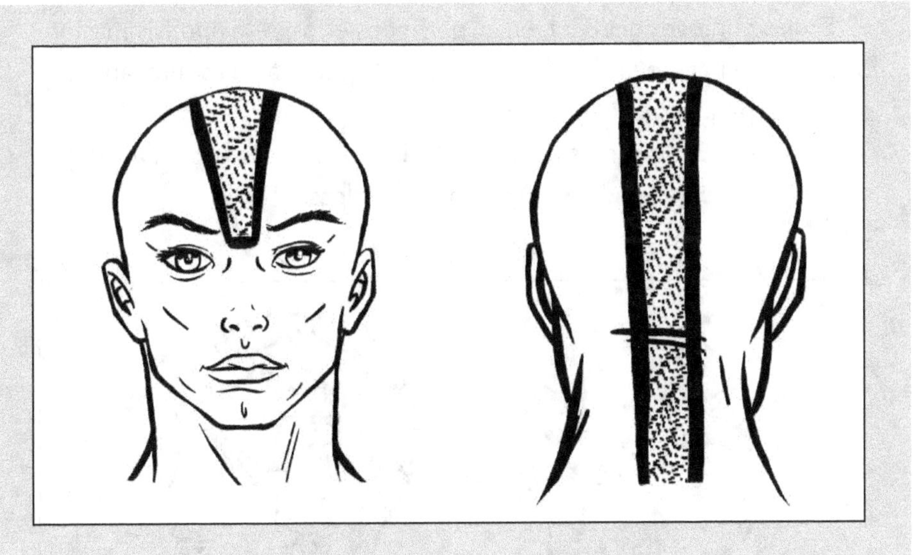

MERIDIANO DE VESÍCULA BILIAR

Tiene su origen en el lado externo del ojo, se dirige hacia abajo hasta llegar a la parte superior del hombro. Finaliza en la parte superior del pie, en el extremo del cuarto dedo. En total recorre el cuerpo con 44 puntos bilaterales.

Este meridiano comanda la actividad biliar total, almacena bilis y está directamente vinculado al hígado.

El punto a trabajar es el Número 1, en el lado externo del ojo.

Es excelente para enfermedades oculares, neuralgia del trigémino, cefaleas, sordera, parálisis facial.

El otro punto, es el VB 12, en la parte posterior de la apófisis mastoidea, por encima de la punta del hueso. Este punto actúa sobre: anginas, gingivitis, parálisis facial

Punto 14 VB, ubicado sobre la vertical que pasa por la pupila del ojo, y actúa sobre enfermedades de los ojos, cefaleas.

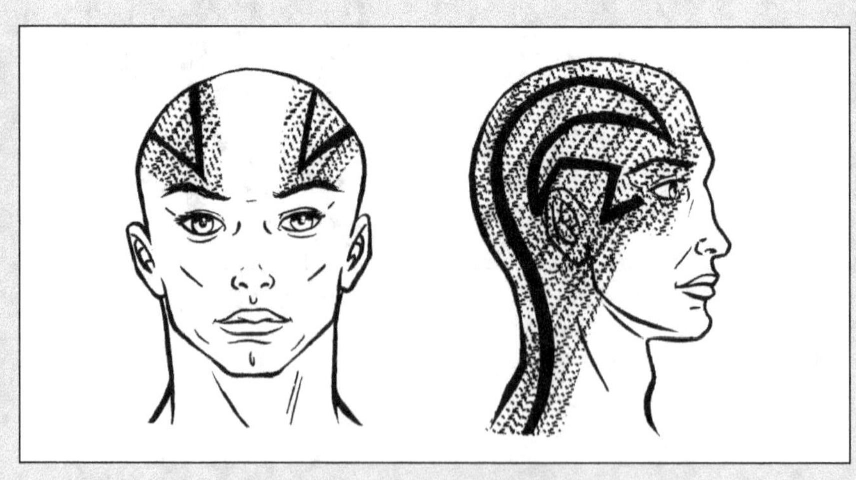

MERIDIANO DE ESTÓMAGO

El meridiano de estómago comienza donde termina el meridiano de intestino grueso. Asciende por el tabique de la nariz y emerge bajo el ojo, descendiendo paralelo a la nariz. Baja al ángulo del rostro subiendo y pasando por delante de la nariz. Estos puntos E 2 y 3 producen relajación de todo el parpado, actuando en los casos de edemas de parpados. E 4, actúa sobre los labios superior e inferior relajando la tensión. E 5, ángulo maxilar inferior, en casos de parálisis facial, neuralgia del trigémino o en casos de erupciones de piel en el rostro. Estos puntos marcan zonas de mucha tensión, y si aflojamos la tensión del rostro, se logra tranquilizar la mente, produciendo una disminución de las arrugas.

Interviene en las funciones digestivas y en el proceso de transformación de alimentos.

La emoción que lo domina es la preocupación u obsesión.

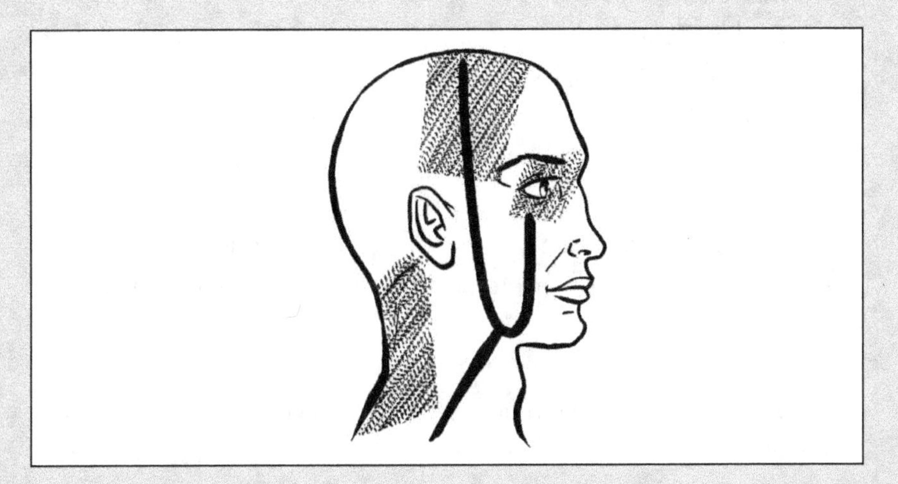

MERIDIANO DE INTESTINO GRUESO (IG)

Comienza en la punta del dedo índice, corre a lo largo del brazo, pasa por el cuello y llega a la aleta de la nariz, del lado opuesto al brazo. Este punto que tocamos en el rostro es el IG 20. El meridiano es bilateral.

Cualquier problema de estreñimiento está asociado con el intestino grueso, que es el encargado de eliminar los residuos sólidos, producto de la digestión.

En el plano mental si está en armonía, controla los pensamientos negativos y el plano emocional tiene la capacidad de aflojar tensiones. El intestino grueso nos cuenta como nos nutrimos física, mental y emocionalmente, trabajando a nivel del rostro.

Alivia:
- SINUSITIS
- ALERGIAS
- GRIPES
- NARIZ OBSTRUÍDA
- DOLORES DE MUELA
- TENSIONES CERVICALES
- DOLORES DE HOMBRO
- EDEMA FACIAL

El sentimiento que domina a las personas con el meridiano de IG bloqueado es la tristeza, o a la inversa, la tristeza modifica el funcionamiento del meridiano.

De esta forma concluimos con la serie de masajes para tonificar, relajar y rejuvenecer.

CAPÍTULO 3

¿Qué es la piel?

¿Qué es la piel?

La piel es la membrana externa del organismo que lo relaciona con el exterior y resulta indispensable para la vida. Recubre toda la superficie corporal, es un órgano de protección y es el mayor del cuerpo humano. Nos protege contra parásitos, bacterias y virus, interviene en la regulación de la temperatura, es resistente y flexible. La piel experimenta a lo largo de nuestra vida distintos cambios, relacionados con la edad, el clima, el estado de salud, etc.

La piel posee tres capas bien diferenciadas:

- EPIDERMIS
- DERMIS
- HIPODERMIS

LA EPIDERMIS

La epidermis es la capa más externa de la piel, compuesta por varias capas de células, tiene una gran capacidad de regeneración. La epidermis es más gruesa en las palmas de las manos y en las plantas de los pies, y más delgada en la zona de párpados.

Constituye una barrera impermeable para casi todas las sustancias, tanto sólidas como líquidas o gaseosas.

LA DERMIS

La dermis constituye la almohadilla que fija la epidermis al organismo en profundidad; son fibras y células entrelazadas. En la dermis encontramos los nexos cutáneos que son:

- CORNEOS: PELOS Y UÑAS
- GLANDULARES: GLANDULAS SEBACEAS Y GLANDULAS SUDORÍPARAS

También encontramos los vasos sanguíneos que irrigan la piel, pues la epidermis no posee vasos que la irriguen.

En esta parte de la piel es donde se forma el colágeno que forma parte de tejidos, cartílagos y huesos; se encuentran las fibras elásticas que son las responsables de la elasticidad de la piel y las fibras de reticulita, que se disponen alrededor de los anexos (pelos, uñas, glándulas y vasos sanguíneos).

LA HIPODERMIS

Es la capa mas profunda de la piel. Se le llama también tejido celular subcutáneo o panículo adiposo. Se halla compuesto por células grasas, separadas entre sí por haces de fibras colágenas y elásticas.

Cuáles son las funciones de la piel

• **PROTECCIÓN:** impide la salida del organismo de sustancias imprescindibles para la vida, como así también, la entrada de sustancias nocivas. Protege también contra las radiaciones solares perjudiciales.

• **REGULACIÓN DE LA TEMPERATURA CORPORAL:** la piel protege al organismo de los cambios de temperatura ambiental (tanto del frío como del calor) por medio de la sudoración, que refrigera el cuerpo y la vaso dilatación de los vasos sanguíneos, para irradiar calor.

• **SENTIDO DEL TACTO:** existen una serie de terminaciones nerviosas que se localizan en la piel que conforman el sentido del tacto, que nos permite percibir si algo nos roza (sea por placer o daño).

• **FUNCIÓN DE SECRECIÓN Y EXCRECIÓN:** mediante las glándulas que producen sudor (sudoríparas) las glándulas sebáceas, eliminamos sustancias del organismo. También para regular la temperatura (sudoríparas) y para lubricar la piel (sebáceas).

La piel, además de ser un órgano protector de nuestro organismo, cumple la magnífica función de presentar nuestra imagen, y por ello es muy importante tener una piel saludable.

La piel nos muestra cuando algo en nuestro organismo no está funcionando bien; ella nos muestra a través de su color, de su reacción, que existe un desequilibrio en nuestra salud.

El cuidado de la piel ya no es privilegio del sexo femenino, los hombres tienen el mismo derecho a mantener una piel cuidada. Todos debemos dedicar tiempo a nuestra piel, que es nuestra carta de presentación.

Para las personas de avanzada edad es imprescindible un cuidado diario de la piel, y si este cuidado comenzó en la adolescencia mucho mejor...

Cuando la piel no está bien cuidada sufre de sequedad, que generalmente va acompañada de prurito. Esta molestia es muy común a partir de la edad adulta y la causa es que disminuye con la edad la cantidad de lípidos (grasas) que contienen las células, lo que se manifiesta a través de la sequedad.

Está demostrado que la piel comienza a mostrar su camino al envejecimiento a partir de finalizada la adolescencia; un proceso de envejecimiento lento y constante.

Por qué el color de la piel

Las diversas tonalidades de la piel, se deben a un pigmento de color marrón denominado melanina. Sin melanina, la piel tendría un color blanco pálido, con tendencia al rosa. Este color rosa es causado por la sangre que fluye por ella. Las personas que tienen la tez muy blanca producen muy poca cantidad de este pigmento; las de piel más oscura, producen cantidades moderadas y las de piel muy oscura, producen gran cantidad.

Precisamente, en las personas llamadas albinas, este pigmento directamente no existe en su piel.

Cuando nos exponemos a la luz solar, producimos melanina en gran cantidad, por esto se produce el oscurecimiento de la piel. Una pequeña cantidad de luz UV es beneficiosa, ya que ayuda al cuerpo a producir vitamina D, pero un exceso de estas radiaciones, lesionan nuestra piel. La piel sufre cambios cuando se expone a la luz ultravioleta y para protegerse de lesiones, la parte más superficial de nuestra piel aumenta la producción de melanina, que oscurece la piel y da lugar al bronceado. De esta forma, evita que los rayos UV penetren más profundamente en los tejidos y se produzcan daños irremediables.

CAPÍTULO 4

Podemos utilizar la aromaterapia junto con el masaje facial

Podemos utilizar la aromaterapia junto con el masaje facial

Aromaterapia

AROMA: FRAGANCIA
TERAPIA: TRATAMIENTO

La aromaterapia es otra posibilidad de tratamiento holistico, que muy bien la podemos combinar con la reflexología facial, a través de los aceites esenciales que se obtienen en el procesamiento de vegetales. Tienen un alcance muy importante para todos los desequilibrios emocionales y físicos del ser humano. Los principios activos de estas plantas penetran fácilmente en el organismo, equilibrando y armonizando.

La aromaterapia es muy antigua y se tiene referencia de ella en todas las culturas y religiones.

Los primeros en extraer esencias de las plantas, por medio del calor, fueron los egipcios.

Los griegos inventaron la destilación para conservar la fragancia y los poderes curativos de las plantas y desde hace milenios es utilizada en la China, India y Persia; los aceites esenciales siempre fueron muy utilizados en meditaciones y rituales religiosos, o como ofrenda a los Dioses. Seguramente el hombre prehistórico, ya había descubierto que algunas plantas, al quemarlas, desprendían olores agradables que les producía una sensación corporal o emocional que les resultaba saludable.

De la Biblia nos llegan referencias de cómo Dios se dirigió a Moisés para que usara mirra.

Hipócrates, siglo IV a.C, aconsejaba el uso de aceites esenciales en el baño y en los masajes. Cuando llega la era industrial, los aceites son relegados, y es a principios del siglo XX que renace esta terapia a través del químico francés René Maurice Gattefose, que usó el término Aromaterapia por primera vez. En 1928 publicó su libro sobre Aromaterapia, en el que sostenía que al inhalar los aromas era posible aliviar los estados de ansiedad y nerviosismo.

Marguerite Maury fue la pionera de la aromaterapia holística. Aplicaba aceites esenciales en las terminaciones nerviosas e introdujo el tratamiento individualizado, ajustando los aceites a las características y el temperamento de cada paciente.

Para utilizar los aceites sobre la piel debemos tener una preparación como Aroma terapeutas; debemos saber muy bien que los aceites que usamos no provoquen alteraciones en la piel, por ese motivo existen aceites mas nobles que pueden usarse con mayor seguridad. Para utilizar otros, se recomienda la consulta con un terapeuta especializado.

Cómo utilizarlos

Siempre un aceite debe ir disuelto en otro, que llamaremos aceite base. En este caso recomiendo:

ACEITE DE JOJOBA

Este aceite fue usado por los aztecas antes del descubrimiento de América. Es de una composición muy semejante a las ceramidas de nuestra piel.

Composición: 96% de ceramidas, estable al calor y a la oxidación, conservándose perfectamente con el paso del tiempo, manteniendo íntegras sus propiedades. Las ceramidas son sustancias que recubren las células de la epidermis regulando su hidratación. En su composición también encontramos Vitamina E, que elimina los radicales libres responsables del envejecimiento prematuro. Se utiliza como base de cualquier aceite esencial.

LAVANDA

Una de las plantas mas aromáticas y conocidas popularmente, se utilizan más sus flores que tallos. Indicaciones:

- CEFALEAS
- PALPITACIONES DE ORIGEN NERVIOSO
- HIPERTENSIÓN

- INSOMNIO
- ACNÉ

Debe ser utilizado siempre rebajado en una aceite base.

GERANIO

Tiene una potente acción antiinflamatoria.
- ESTRÉS
- AGOTAMIENTO FÍSICO
- CONECTA CON LA ALEGRÍA
- PIEL GRASA
- EDEMAS

MANZANILLA

Este aceite posee propiedades descongestionantes.
- ANTISÉPTICO
- CICATRIZANTE
- CALMANTE EMOCIONAL
- SÍNTOMAS MENOPAUSICOS
- PÁRPADOS HINCHADOS

SÁNDALO

Corrector de las afecciones de la piel.

- INFLAMACIONES
- GRIETAS
- IRRITACIÓN
- DESHIDRATACIÓN
- LARINGITIS
- DA FUERZA INTERIOR
- DEFENSAS BAJAS

Se recomienda utilizar una sola esencia. La piel del rostro es sumamente delicada y debemos evitar cualquier tipo de reacción.

Elegimos el aceite de acuerdo a lo que el paciente necesita; ubicamos en un recipiente 20 ml de aceite base y luego 2 gotas del aceite esencial elegido.

Mirada holística del rostro

Debemos observar bien el rostro y tener en cuenta el aspecto en general, así también como las distintas zonas, granos, manchas, congestión, acné, textura de la piel.

Debemos tener en cuenta que la piel debe estar limpia, contando para ello, con los productos necesarios esa limpieza.

Es importante mirar bien la piel del paciente y descifrar qué nos está diciendo.

LA PIEL

Mantiene la temperatura corporal: lo habitual es que aumente y descienda muy poco durante el día. Oscila alrededor de un punto, situándose alrededor de los 37°C, aumentando tal vez a 37,6°C al finalizar la tarde y disminuyendo a 36,2°C por la mañana temprano. Este equilibrio de la temperatura cutánea es muy importante para el estado de salud. Si la temperatura del cuerpo se eleva por encima de lo normal, los vasos sanguíneos se dilatan y aumenta la secreción sudoral; si la temperatura desciende por debajo de lo normal, los vasos sanguíneos se contraen y la secreción sudoral disminuye. Otra función importante es el contacto. Estamos en permanente contacto con el afuera, muy importante para todos; el contacto piel a piel, la caricia es indispensable para nuestra vida, todos sabemos que un recién nacido que no es estimulado a través del contacto y la caricia, muere. El ser tocado nos brinda una fuente enorme de placer y esto lo muestra una pareja que se ama y disfrutan mutuamente del placer de tocarse. Como bien dice el Doctor Rogelio D' Ovidio, "hay personas que tienen negado internamente el disfrute, por lo que esta función de placer de la piel, se interrumpe, bloqueándola y generando de esta manera alguna enfermedad o problema dermatológico."

Es decir, que ante una piel con problemas de alergia, acné, erupciones, muy sensible, debemos preguntarnos que pasa con el placer de esta persona; es algo inconsciente, pero evidentemente está rechazando cualquier tipo de acercamiento a su piel.

Vamos a analizar las distintas partes de nuestro rostro de una forma holística.

Comencemos con la cabeza y los problemas que suele traer.

DOLORES DE CABEZA

Debemos tener presente que un dolor de cabeza no es una enfermedad,s un síntoma, una señal de que algo está funcionando mal, por este motivo no es aconsejable tomar analgésicos, cuyo efecto se limita a eliminar el síntoma. La mayoría de los dolores de cabeza están provocados por sentimientos de angustia y confusión, en algunos casos se pueden dar por resfríos, sinusitis, pies fríos, cambios en la presión arterial, síndrome premenstrual, menopausia, trastornos de la alimentación, tensión muscular. Ejemplos de dolores de cabeza por problemas digestivos:

- Estreñimiento
- Intoxicación
- Indigestión.

Otra de las causas físicas pueden ser los problemas visuales.

Un paciente que suele sufrir dolores de cabeza frecuentes y ha realizado su respectiva consulta medica, debe preguntarse que sucede con sus proyectos, con sus ideas, que pasa con ese lugarcito donde planificamos nuestras ilusiones, nuestro futuro, que no lo podemos pasar a nuestro cuerpo donde encontraría su realización; o qué cosas prefiero no pensar porque me enfrentarían con una situación que no quiero ver, o que cosas vivo, que me producen tanta tensión que llego a sentir mucho dolor, hasta el punto de no poder pensar porque lo que logramos con el dolor de cabeza es no poder pensar más, que en el dolor de cabeza. La cabeza también tiene relación con nuestra cadera o con los órganos sexuales. El ejemplo es muy simple. Pensamos en los periodos menstruales donde muchas mujeres sufren de fuertes dolores de cabeza, otras, debido a problemas en la cervical, que está relacionada directamente con la columna y como la columna es una unidad, si me duele la cabeza por mis contracturas en los ligamentos de las vértebras cervicales, seguramente tendrá problemas también en la zona de cadera, la zona lumbar y sufriré de dolores de cintura.

LA CARA

En general, es la forma en que el mundo me ve, es mi carta de presentación, es como quiero que me vean, la imagen que mostramos al otro. Pero nuestras expresiones, no las podemos manejar fácilmente; cuando hablamos con los otros no tenemos un espejo y hay expresiones que vienen de nuestro inconsciente, y el que nos mira puede detectar cosas que nosotros no queremos decir, que tratamos de disimular, pero que indefectiblemente trasmitimos con la expresión.

LOS OJOS

Hermosas ventanas del alma, donde mostramos en una mirada, nuestro disgusto, nuestro amor, nuestra rabia, nuestro odio, o nuestra comprensión. Nuestros ojos hablan, nuestros ojos reflejan lo que pensamos, si nos estamos aburriendo, si queremos terminar con una charla, de alguna forma con una mirada lo trasmitimos, pero, qué dicen cuando se enferman. Por ejemplo:

MIOPÍA: en este trastorno los objetos que están cerca pueden verse claramente, mientras que los que están lejos se ven borrosos. La persona con miopía lee claramente las letras a corta distancia, pero tiene dificultades con la lectura a distancia. Si lo relacionamos con nosotros como seres completos, podemos percibir que me siento mejor mirando cerca de mi entorno, no quiero ver mas allá porque lo demás me provoca miedo, o inseguridad.

HIPERMETROPÍA: es el caso inverso, no pueden ver lo que tienen cerca y si lo que está lejos. Les cuesta mucho centrarse en su interior y escapan hacia adelante, lejos de uno mismo; tengo miedo de que lo que vea adentro mío, no me guste. O tal vez, no me guste lo que veo en mi entorno y no me atrevo a cambiar.

NARIZ

Las funciones de la nariz son varias. Las más importantes son la de la respiración y la olfativa. También contamos con la gustativa, fonación, función digestiva y sexual. La complejidad de sus funciones y la influencia de sus patologías en la salud, son la causa de muchas alteraciones físicas que pueden provocar trastornos del sueño. Sin embargo, con una buena respiración, el rendimiento físico es mucho mayor, ya que al mejorar la oxigenación celular logramos disminuir el cansancio. Una respiración correcta es algo que damos por hecho y difícilmente algún médico nos plantee mejorar nuestra salud respirando mejor. Ante un dolor de cabeza, seguramente, vamos a tomar un analgésico, pero difícilmente nos concentremos en hacer ejercicios respiratorios. Así como dejar de respirar por más de 3 minutos nos mataría, respirar mejor ¿nos alargaría la vida?

Según los chinos, la buena respiración se trasmite a todo el organismo, equilibrando los meridianos, los nervios, y la circulación sanguínea. No sólo respirar por la nariz cumple con la función de calentar el aire, sino que, a través de una membrana ofrece la primera barrera a las bacterias y a los cuerpos extraños que se encuentran en el aire. Pero, ¿qué sucede con nuestro inconsciente y nuestros problemas respiratorios? Según el Doctor Rogelio D' Ovidio, si la nariz representa la conexión con la vida, la obstrucción nasal o nariz tapada, es una forma de querer cortar esa conexión.

Utilizamos muchos términos para decir que estamos cansados de algo, como por ejemplo, "estoy hasta las narices".

El olfato también hace ser sensible con lo que rodea; se puede sentir el aroma de un perfume con facilidad o no sentir, ¿puede olfatear quien es sincero y quien no?, todos tenemos cierto olfato para detectar a nuestro alrededor que está sucediendo, la llamada intuición. Cuando nuestra nariz gotea ¿nos ponemos a pensar que estamos llorando? ¿O acaso cuando lloramos, nuestra nariz no se congestiona? En esos casos no es mucosidad lo que sale sino excesivas lágrimas que tienen que salir también por la nariz. Es nuestra forma de descarga, nuestra forma de limpiar nuestro interior de una gran angustia, que si no sale nos puede enfermar.

LOS OÍDOS

Hay muchas frases que se relacionan con los oídos. Una de las mas conocidas es "soy todo oídos"; esta frase nos muestra algo muy claro: el escuchar, ser receptivos, prestar atención a lo que el otro me quiere decir. Hay que tener una gran humildad, escuchar al otro sin imponer nuestro punto de vista; es de gran obediencia contestar al otro "tenés razón". Muchas personas cuando no quieren ser flexibles y darse cuenta de sus errores, se hacen los sordos; hay personas que decididamente no quieren oír lo que no les conviene, son egocéntricos, lo único válido es lo que piensan ellos y no se dan la posibilidad de aceptar uno o varios errores. Y este no querer oír, lleva a perder la audición.

BOCA

La boca cumple dos funciones:

La primera es de comunicación. A través de nuestra boca expresamos nuestros sentimientos, buenos o malos, a través de ella sale lo que sentimos, o no; muchas veces callamos demasiado y nuestra boca sufre las consecuencias.

La otra función es el primer paso de la digestión. En la boca introducimos el bocado que queremos saborear, que ya antes de llevarlo a nuestra boca lo estamos paladeando y la saliva comienza a segregarse con más intensidad.

Si nuestras glándulas salivales comienzan a tener problemas, deberíamos pensar que hay algo de la vida que me estoy perdiendo de paladear. Si no se mastica suficiente, nuestra digestión puede no ser buena, y si no tengo una buena digestión por problemas en mi boca y no logro formar un bolo alimenticio acorde con lo que necesita mi organismo, la pregunta seria, ¿hay algo en mi realidad que no logro digerir?

DIENTES

Los dientes y las uñas son la expresión de nuestra defensas. Cuando estamos enojados mostramos los dientes, es una forma de ataque al otro, buscando el enfrentamiento. Lo mismo sucede con nuestras uñas, son nuestras defensas, pero si mis dientes no están bien, si no puedo masticar porque están dañados, me tendré que preguntar si bajé mis defensas, si no se defenderme de quien me ataca. Morder es un acto muy agresivo y se nos enseña de niños que debemos tener adaptación social, esto nos marca que debemos reprimir nuestra agresividad. Todos debemos tener en cuenta cuando terminan nuestros derechos y comienzan los del otro, hasta ahí todo bien; pero si no me defiendo de la agresividad del otro y guardo ese rencor, saldrá a la luz en enfermedad. Hay algunas personas que hacen rechinar los dientes mientras duermen y suelen tener que usar aparatos especiales para que estos dientes no se desgasten. Este rechinar no es más que agresividad reprimida. O por el contrario, si tengo unas uñas muy largas o unos dientes poderosos, me sentiré que estoy siempre a la defensiva y todo me ofende. Con los dientes masticamos todo y seleccionamos lo que podemos tragar o no; qué sucede si me trago algo que lastima mi interior, qué cosas de los otros me trago y no me defiendo, o si me atraganto, que cosas no puedo tragar y sin embargo lo hago y me queda en la garganta lastimándome. El sostén de los dientes es la encía que representan también la vitalidad, la confianza en sí mismo, y las personas con encías débiles hablan de poca confianza en sí mismas, que les cuesta enfrentar sus problemas con seguridad. Y el sostén de todo esto es la mandíbula (superior e inferior), nuestro soporte, nuestra fuerza, todo un conjunto. Si mi mandíbula se contractura demasiado, qué cosas no estoy diciendo, me estoy callando por miedo, por vergüenza, porque no puedo hacerlo y esto me desvaloriza y me hace sentir muy mal.

CUELLO

Las siete vértebras cervicales constituyen el armazón del cuello. Malas posturas, estrés, tensión nerviosa, esfuerzos, pueden dañar e inflamar las articulaciones, músculos, ligamentos y nervios del cuello, produciendo dolor, pérdida de movilidad, dolores de cabeza, mareos, vértigos, dolor en los brazos, hormigueos en las manos. Debido a que el dolor en el cuello puede producirse por varias lesiones, es preciso identificar la causa concreta del malestar. Se calcula que el 10% de la población adulta en algún momento de su vida sufre de cervialgia, con la edad, aparecen proceso degenerativos en la columna cervical y esto ocurre en la mayoría de las personas a partir de los 30 años. Pero la columna en toda su extensión también tiene una lectura holística en cada una de sus partes y en este caso, el área cervical que es la que nos interesa específicamente, tiene su propia lectura emocional. El cuello es un lugar de control, como las torres desde donde en la antigüedad se avistaba lo que podía acercarse a atacar; algo parecido hacemos con nuestro cuello siempre en guardia, para ver quien se acerca y con que intenciones. Cuando el control se escapa, no lo puedo manejar, me quedo tensa, sin movimiento, como rígida, no entendiendo que sucedió; cuando pienso algo y necesito ponerlo en acción, si estoy dispuesta a hacerlo, todo tiene un libre fluir, pero si alguna traba se interpone en mi acción, va a quedar bloqueada en el cuello y vamos a sufrir serias contracturas. Tratemos de ser más flexibles, para que nuestro cuello no sufra las consecuencias.

GARGANTA

La garganta me habla de la angustia que estoy viviendo, me queda en la garganta lo que no puedo expresar porque me causa dolor, no me quiero ni escuchar a mí misma diciendo algo que me duele en extremo. La pregunta sería ¿qué hay actualmente en mi vida que no quiero o no puedo tragar?, ¿qué no soporto que me suceda?, hay noticias que son muy difíciles de aceptar y no las puedo tragar.

Los pulmones y el intestino grueso controlan la piel y el vello corporal. Es decir que, en la calidad del vello y la piel, también se puede observar el estado energético de los pulmones.

El bazo y el estómago controlan los músculos y las cuatro extremidades. Por lo que si estos órganos no están funcionando correctamente nos encontraremos con falta de tonicidad muscular. La boca también se relaciona con el bazo y el estómago; los labios estarán rosados y humectados si estos órganos funcionan bien, en caso contrario nos encontraremos con labios secos y pálidos, como también con alteraciones en el sentido del gusto.

Corazón e Intestino delgado. En el rubor de la cara se pueden observar los estados del corazón y la sangre. Si la cara se encuentra muy roja existe un exceso en el corazón, si la cara se encuentra pálida, existirá una deficiencia en la energía del corazón. También se puede relacionar con la punta de la nariz; si está roja puede existir una patología cardíaca, o tendencia a ella. Si el labio superior esta muy arrugado, existen desordenes en el intestino delgado.

El hígado y vesícula biliar se reflejan en los ojos, más específicamente en la visión y cualquier problema que encontremos en los ojos, como así también en nuestras articulaciones, tendrá que ver con la energía del hígado y vesícula biliar

Riñón y vejiga, gobiernan el agua de nuestro organismo y controlan los huesos, los oídos y se manifiesta en el cabello. Problemas en la audición, pérdida de cabello, problemas articulares, hablan de deficiencias en estos órganos.

Es decir que, cuando haya algún órgano o sistema afectado, se evidenciará en el rostro a través del aspecto general, como en la aparición de diferentes características en la zona que refleje a dicho órgano.

El rostro va cambiando a medida que avanza el tratamiento. Se tonifican los músculos, se alisan las arrugas, cambia el color de la piel debido a una mayor irrigación sanguínea y circulación de la linfa, se normaliza la energía en los distintos meridianos, se observa un cambio en la expresión facial que está muy relacionada con la parte psíquica del paciente.

Por supuesto, cada persona debe considerarse individualmente; estos datos no hablan más que de forma general, ya que cada caso, cada persona, es para analizar y estudiar. Es individual y merece su análisis.

Lectura del rostro

Hace 25 siglos Hipócrates, describió los cuatro temperamentos que se corresponden con los cuatro elementos: sanguíneo (aire - respiratorio), bilioso (fuego - intuitivo), flemático (agua - digestivo), nervioso (tierra - cerebral).

Decía Hipócrates: "Yo mantengo que para escribir sobre la terapia, es necesario estar antes bien instruido de la naturaleza del hombre en su totalidad. Conocer lo que el hombre es en su origen y distinguir lo que es verdaderamente. Sus partes constituyentes, es decir los tipos que lo constituyen y los que predominan en él. Ya que el que ignora la constitución primera del hombre y lo que dirige su cuerpo y su espíritu, no podría de ninguna manera hacer curaciones útiles".

Estructura de la cara

PISO INSTINTIVO

Está representado por la boca y la barbilla prominente, la parte más importante de la cara; va desde la punta del mentón a la base de la nariz, corresponde al maxilar inferior. Se presenta a menudo con un abdomen convexo, resultado de la felicidad, de una mesa bien servida; corresponde al sistema digestivo FLEMÁTICO. En el cuerpo está representado por la parte sexual y los miembros inferiores; en el dibujo de una casa estará representado por la puerta, a través de ella entra todo lo que es necesario para el mantenimiento de la casa, es su comunicación con el exterior. Si lo llevamos a la boca, a través de la boca entra todo lo necesario para el mantenimiento del cuerpo y sirve de instrumento de comunicación con su entorno. A este tipo de personas hay que hacerles una demostración antes que explicarle la teoría.

En el plano psíquico, son seguros y prudentes, no gustan de la aventura, aman la seguridad, la prudencia, son correctos y sus posibles defectos son la pereza y testarudez, y tienen gran resistencia a los esfuerzos regulares.

PISO AFECTIVO

Va desde debajo de la ceja hasta debajo de la nariz, engloba a los ojos y parte de las mejillas; en el cuerpo corresponde del ombligo para arriba. Refleja el sistema cardiovascular, circulatorio y respiratorio. Lo ubicamos en el tórax, que en este caso es prominente (sanguíneo); es el centro del ego, cuando notamos esta zona dura, tanto en el rostro como en el cuerpo, esta persona tiene un ego muy grande, muy fuerte, en una discusión hinchan esta parte del tórax.

Contrariamente, un tórax hundido se refiere a personas sumisas. En general algunos de los problemas que pueden llegar a tener a nivel físico son cardíacos y a nivel emocional pueden ser suspiros, aceleración de la respiración y del ritmo cardíaco. En el diagrama de una casa serían las ventanas, que se abren al exterior.

El conocimiento entra por los ojos, es un observador, puede tener una estructura facial hexagonal. No puede vivir sin amor, sin pasión; este enamoramiento no se refiere sólo a personas sino también a ideas. Sus cualidades son el afecto, el entusiasmo; sus defectos, el desprejuicio, el egoísmo.

PISO CEREBRAL

Desde las cejas hasta arriba del cráneo; en el cuerpo esta representado por la cabeza en sí misma. La cabeza levantada, indica orgullo, la dominación hacia los demás. Con su mirada domina. En un diagrama de la casa sería el altillo, en él se guardan los recuerdos. La mayor parte de la energía está en la parte cerebral, (nervioso) son muy mentales, todo es analizado, reflexionado y suelen idealizar, sufren fácilmente de miedo y ansiedad, físicamente suelen ser delgados y con músculos poco desarrollados.

NARIZ

Nariz muy larga tiene un mayor poder de analizar; los deseos son reflexionados.

Nariz corta, son menos reflexivos, siguen sus instintos.

OJOS

Si están normalmente separados tiene gran capacidad intelectual.

Muy separados, saben hacer síntesis, tienen una visión generalizada de las cosas.

Muy juntos, objetivos y fríos.

Salientes, fuerte poder de concentración.

Hundidos, muy precisos.

OREJAS

Despejadas y giradas hacia delante, es una desventaja ya que el radio de escucha no es grande. Posiblemente la manera de juzgar de estos sujetos sea limitada y estrecha.

Bien pegadas, pueden escuchar de todos lados y no se atreven a juzgar fácilmente.

BOCA

El ancho de la boca se mide tomando como eje la pupila del ojo; el ancho indica la capacidad de tomar. El espesor indica la capacidad de dar.

Los labios rojos o muy rosados, indican buena salud, mientras que los labios pálidos, una deficiencia.

El espesor de los labios indica sensualidad; una boca pequeña, revela un gran esfuerzo psíquico. Cuando se conjugan boca pequeña y labios gruesos, es una persona que consume con delicia los encantos de la vida y se ocupan con cuidado de su cuerpo

Boca grande con labios finos, es una persona cerebral; no actúa sino después de una reflexión,

Boca grande con labios gruesos, amor por la comunicación y gran vitalidad; aman todos los placeres de la vida.

La boca pequeña y fina, goza de la vida como con la punta de los labios, picotea, cuida cada una de sus palabras

Cuando la boca está más cerca de la nariz que del mentón, son emotivos

Cuando está más cerca del mentón, tiene reacciones muy espontáneas.

ARRUGAS

También las arrugas nos hablan de la personalidad.

ARRUGAS FRONTALES

• **ZONA INFERIOR DE LA FRENTE:** una persona que busca ser reflexiva y lógica.

• **ZONA MEDIA:** gran esfuerzo de atención a todo su entorno.

• **ZONA ALTA:** una persona muy emotiva, que le cuesta enfrentarse con la realidad que lo hace sufrir.

ENTRECEJO

• **DOS LÍNEAS VERTICALES A CADA LADO DE LAS CEJAS:** hace un gran esfuerzo de concentración, les interesa tanto su mundo interior como por el exterior.

• **LÍNEA HORIZONTAL EN EL ENTRECEJO POR ENCIMA DE LA NARIZ:** un carácter fuerte, autoritarismo. Puede tener reacciones agresivas.

• **LÍNEA VERTICAL, UNA SOLA:** observador de su entorno.

He tratado de darles una idea de lo que manifiesta el rostro, de cómo podemos ayudar a nivel fisico, emocional y mental. Cuando miramos a una persona debemos ver mas allá de lo simplemente superficial.

Gracias por haber elegido leer este libro.